FALKEN BÜCHEREI

D1932481

Prof. Dr. Maria Wagner/Ingrid Bongartz

Vitamine und Ballaststoffe

So ermittle ich meinen täglichen Bedarf

FALKEN VERLAG

CIP-Kurztitelaufnahme der Deutschen Bibliothek

Wagner, Maria:
Vitamine und Ballaststoffe: so ermittle ich meinen tägl. Bedarf /
Maria Wagner; Ingrid Bongartz. – Niedernhausen/Ts.:
Falken-Verlag, 1985.
(Falken-Bücherei)
ISBN 3-8068-0746-9
NE: Bongartz, Ingrid:

ISBN 3 8068 0746 9

Titelbild: Studio Burock, Naurod
Fotos: Edith Gerlach, TLC-Werbe GmbH

Satz: LibroSatz, Kriftel bei Frankfurt
Druck: Karl Neef GmbH & Co., Wittingen

817 2635 4453 6271

Inhalt

Vitaminmangel – was ist das? 6

Jeden Tag Vitamine nach Maß 10

Gesundheit, Vitamine und Lebensmittel 14

Vitaminplanung leicht gemacht – Hinweise zur Benutzung der Tabellen 22

Die Vitamin- und Ballaststofftabelle 27

Praktische Beispiele für die gute Vitaminversorgung von groß und klein 62

So stoppt man den »Vitaminklau« 80

Unnötiger Ballast oder nötige Ballaststoffe? 84

Jeden Tag die richtige Ballaststoffmenge 88

Vom Sinn und Unsinn der Vitamin- und Ballaststoffpräparate 94

Vitaminmangel – was ist das?

Viele Menschen denken, wenn das Essen sättigt und gut schmeckt, dann sind die wichtigsten Ernährungsprobleme gelöst. In den Ernährungsberichten der Deutschen Gesellschaft für Ernährung dagegen wird regelmäßig mitgeteilt, daß unsere Eßgewohnheiten nicht in Ordnung sind, obwohl der Verbraucher in Zeiten des Wohlstands aus dem vollen schöpfen kann. Es fehlen lebenswichtige Vitamine, und auch die Versorgung mit Ballaststoffen läßt zu wünschen übrig.

Von alters her ist bekannt, daß eine zu einseitige Ernährung krank machen kann. Schon immer führten die Menschen Krankheitssymptome, wie sie bei Skorbut, Rachitis und Beriberi auftreten, auf Mangelernährung zurück. Glücklicherweise erkranken bei uns heute kaum noch Menschen an diesen Krankheiten. Aber die Auswirkungen, die auch mildere Formen des Vitaminmangels haben, ähneln denen dieser »alten Volksplagen«.

Skorbut befiel in früheren Zeiten Passagiere und Besatzungen der Segelschiffe, die oft monatelang ohne frisches Obst und Gemüse leben mußten. Die Anzeichen der Krankheit bestanden in Zahnfleischblutungen, Zahnausfall und Haut-, Magen- und Darmblutungen. Als man im 18. Jahrhundert herausfand, daß durch den Verzehr von Zitronen die Kranken geheilt werden konnten, mußten auf den Schiffen der englischen Marine stets Zitronen mitgeführt werden. 1909 entdeckten die Forscher Holst und Fröhlich die Ursache des Skorbuts, und sie erkannten, daß nicht bestimmte Lebensmittel als solche die Krankheit heilen, sondern das in ihnen enthaltene Vitamin C.

Rachitis bekamen hauptsächlich Säuglinge und Kleinkinder, die in schlechten Wohnverhältnissen fast ohne Sonnenlicht aufwuchsen und zudem noch mangelhaft (ohne Milch, Butter und Fleisch, vor allem Leber) ernährt wurden. Die Krankheit wurde erstmals im 17. Jahrhundert von Glisson in England beschrieben und heißt deshalb auch »Englische Krankheit«. Durch Fehlen des Vitamins D kommt es zu einer mangelhaften Entwicklung des Knochengerüstes, besonders an Kopf, Brustkorb und Beinen. Der »rachitische Rosenkranz« an den Rippenansätzen, und die zu O-Beinen deformierten Beinknochen sind die bekanntesten Erscheinungen dieser Krankheit. Seitdem es bei uns die medikamentöse Rachitisvorsorge für jeden Säugling gibt, ist die Krankheit verschwunden.

Beriberi ist eine Vitamin-Mangelkrankheit, die auch heute noch in ost- und südostasiatischen Ländern auftritt. Beri ist ein singhalesisches Wort und bedeutet soviel wie Schwäche. Denn schwach werden Menschen tatsächlich, wenn sie als Hauptnahrungsmittel fast ausschließlich geschälten Reis verzehren. Dabei ist nicht in erster Linie bedeutsam, daß der Reis geschält ist, sondern daß der geschälte Reis tagtäglich und ohne andere Beilage gegessen wird. Denn große Teile der Bevölkerung dieser Länder können sich Beilagen, durch die das fehlende Vitamin B_1 zugeführt werden könnte, nicht leisten. Der Verzehr von Gemüse, Fleisch und Fisch würde diese Krankheit verhüten, deren Krankheitssymptome Nervenschädigungen und Lähmungen, vor allem der Beine, Herz- und Kreislaufstörungen sowie Veränderungen der Psyche sind.

Die Beispiele zeigen, daß eine lang andauernde Mangelernährung, die eine zu geringe Vitaminzufuhr bedingt, bestimmte Krankheiten zur Folge hat. Entsprechende Lebensmittel, wie zum Beispiel Zitronen, ganze Getreidekörner oder Vitaminpräparate, lassen durch ihren Genuß die Krankheit verschwinden oder erst gar nicht entstehen.

Es war ein langer Weg, bis erkannt wurde, daß die Mangelkrankheiten nicht durch die Lebensmittel, sondern durch Stoffe, die in diesen enthalten sind, gebessert werden. Zunächst wurde angenommen, es handele sich dabei um Eiweißstoffe, und die noch unbekannten Wirkstoffe wurden deshalb den »Aminen« zugeordnet. Weil es sich also angeblich um Amine handelte, die zum Leben – Vita – notwendig sind, entstand der Name *Vitamine.* Später konnten die sogenannten Vitamine aus den Lebensmitteln isoliert werden und damit war es möglich, ihre chemische Zusammensetzung zu erforschen. Es stellte sich heraus, daß es in den wenigsten Fällen »Amine« waren, und daß die Wirkstoffe chemisch den unterschiedlichsten Stoffgruppen zugeordnet werden konnten. Bald ließen sich die Stoffe auch chemisch »nachbauen«. Grundsätzlich sind die nachgebauten Vitamine den natürlichen gleichzusetzen. Aber für eine vollwertige Ernährung ist es besser, wenn Vitamine im Lebensmittelverbund aufgenommen werden.

Wir wissen heute sehr viel mehr als unsere Vorfahren über Vitamine. Trotzdem ist die Versorgung mit Vitaminen nicht besser geworden. Zugegeben, die schweren Mangelerkrankungen wie Skorbut, Beriberi und Rachitis sind bei uns verschwunden. Dafür gibt es den *schleichenden Vitaminmangel.* Ständige leichte Unterversorgung führt zu uncharakteristischen Beschwerden. Bei Belastungen, wie etwa Infektionen, gerät der Körper schneller aus dem Gleichgewicht. Schleichender Vitamin-C-Mangel schränkt zunächst das Wohlbefinden ein, man fühlt sich müde und abgeschlagen. Dann treten vermehrt Nasen- und Zahnfleischblutungen auf. Infektanfälligkeit und verzögerte Wundheilung sind unangenehme Folgen des Mangels. Sogar die Entstehung von Tumoren soll durch Vitamin-C-Mangel begünstigt werden.

Schleichender Mangel an Vitamin B_1 bewirkt zunächst Zerstreutheit, Gedächtnisschwäche, Schlaflosigkeit und Kopfschmerzen, später dann Appetitverminderung, nervöse Störungen, Muskelschwäche und Krämpfe. Der streßgeplagte Mensch von heute sollte ruhig einmal überlegen, ob seine Beschwerden nicht auf Vitamin-B_1-Mangel zurückzuführen sind.

Mangel an Vitamin D findet sich dank der Vorbeugungsmaßnahmen bei unseren Säuglingen und Kleinkindern kaum noch. Statt dessen zeigen ältere Menschen, die durch einseitige Kostgewohnheiten wenig Vitamin D aufnehmen, Knochenveränderungen, die mit dem Mangel in Verbindung gebracht werden. Leider gibt es bei Vitamin D auch eine Überdosierung, die zu Appetitlosigkeit, Erbrechen und Durchfällen führt. Die Gefahr der Überdosierung macht deutlich, wie eng die Spanne der gesunderhaltenden täglichen Menge an Vitaminen sein kann.

Der schleichende Vitaminmangel hat in unserer heutigen Wohlstandsgesellschaft die schweren Mangelerkrankungen, die in Mangelgesellschaften auftreten, abgelöst. Hauptursachen für den heutigen Vitaminmangel sind:

- Die unzureichende Zufuhr von Vitaminen mit der täglichen Nahrung, beziehungsweise eine unausgewogene Zusammenstellung der Nahrung
- Fehler bei der Nahrungszubereitung,
- die Beeinflussung der Vitaminaufnahme und -verwertung im Körper, zum Beispiel auch infolge von Medikamenteneinnahme,
- »Vergessen« der Vitamine wegen der Vorzugsstellung von Gewichtsproblemen im Verbraucherbewußtsein.

Vitamine sind Nahrungsbestandteile, die sich leider nicht einheitlich beschreiben lassen und deren Bedarfsdeckungsmengen in schwer vorstellbaren Größenordnungen liegen. Das macht es dem Verbraucher schwer, sich richtig zu verhalten.

Die vorliegenden Tabellen sollen bei diesem richtigen Verhalten helfen. Mit farblichen und graphischen Symbolen wird es leicht gemacht, den Bedarf und die Bedarfsdeckung an Vitaminen kennenzulernen. Wer es wünscht, kann natürlich alles genau berechnen, denn dafür sind auch Zahlenwerte angegeben.
Die Tabellen berücksichtigen 6 wichtige Vitamine (Vitamin A, E, B_1, B_2, Niacin und C) sowie Ballaststoffe.

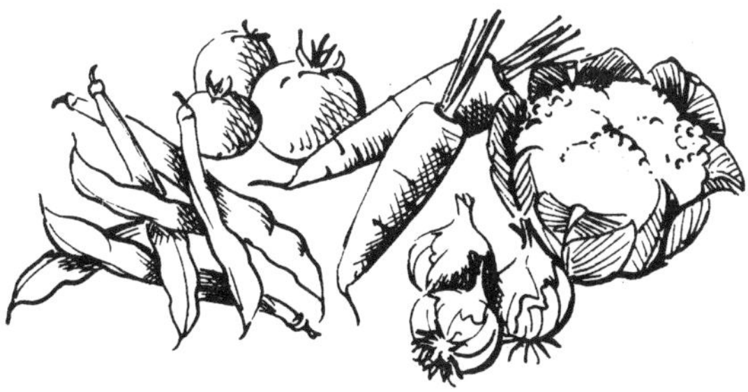

Jeden Tag Vitamine nach Maß

Damit Körper und Geist gesund bleiben, dürfen Vitamine in der täglichen Kost nicht fehlen. Viele Verbraucher wissen das und fragen berechtigt: Welche Vitamine und wieviel davon mit der täglichen Nahrung aufgenommen werden müssen. Gibt es vielleicht auch die Gefahr übermäßiger und damit gesundheitsschädlicher Vitaminzufuhr?
Die Antwort ist nicht in einem Satz möglich und hängt von vielen Überlegungen ab. Als Beispiel für die Vielschichtigkeit des Problems kann der Vergleich mit dem Kauf eines Kleidungsstückes dienen. Die Auswahl eines gewünschten Anzuges hängt von den Lebensbedingungen des Käufers ab. Männer haben andere Konfektionsgrößen als Frauen und Kinder. An einen Arbeitsanzug werden andere Anforderungen gestellt als an ein Freizeitkleidungsstück. Auch die Mode spielt natürlich bei der Kaufentscheidung eine bedeutende Rolle. Im Winter werden Kleider aus wärmenden Stoffen und im Sommer aus kühlenden geschätzt. Kaum jemand läßt sich heute noch Kleidung nach Maß anfertigen, weil das viel zu teuer ist. Meistens werden Konfektionsgrößen von der Stange gekauft; vielleicht wird hier und da noch eine kleine Änderung angebracht.
Das kleine Beispiel spiegelt die Überlegungen wider, die vor der Antwort auf die Frage: »Wieviel Vitamine täglich?« angestellt werden müssen. Vieles muß bedacht werden, nämlich *Alter, Geschlecht, Klima, Arbeitsleistung* und *besondere Belastungen.*
In den Empfehlungen für die Vitaminzufuhr, wie sie zum Beispiel die Deutsche Gesellschaft für Ernährung herausgibt, werden die unterschiedlichen Merkmale bestimmter Bevölkerungsgruppen in der Bundesrepublik berücksichtigt. Es werden sozusagen die Konfektionsgrößen des Vitaminbedarfs für Männer, Frauen, Kinder, ältere Menschen und Menschen mit besonderen Belastungen, wie beispielsweise schwangere und stillende Frauen sie haben, festgelegt. Die Rahmenbedingungen, wie Klima, durchschnittliche Arbeitsbelastung, Nahrungszusammensetzung, sind dabei eingeschlossen. Zusätzlich

wird noch ein Sicherheitszuschlag hinzugerechnet, damit jedes Risiko abgedeckt ist. Die so ermittelten Pauschalempfehlungen decken den Tagesbedarf der meisten gesunden Menschen.
Anders sieht es aus bei Krankheiten, Medikamenteneinnahme oder Stoffwechselveränderungen. In diesen Fällen müssen die individuellen Abweichungen von der pauschalen Empfehlung unter Anleitung des Arztes vorgenommen werden. Das ist ungefähr so, wie bei dem Anzug von der Stange, bei dem noch eine kleine Änderung angebracht werden muß.
In der Tabelle Nr. 1 sind die Vitaminmengen zusammengestellt, die von der Deutschen Gesellschaft für Ernährung für einen Tagesbedarf empfohlen werden. Die Tabelle ist für alle folgenden Überlegungen die grundlegende Voraussetzung.
Jedes Vitamin erfordert aufgrund seiner spezifischen Eigenschaften andere Überlegungen für die Festlegung des Bedarfs. Nicht für jedes Vitamin kann ausführlich die Entstehung der Bedarfsempfehlung beschrieben werden. Wie Empfehlungen für die tägliche Vitaminmenge zustande kommen, zeigt ein Blick auf das Vitamin B_1 – auch Thiamin genannt.

- Die täglich notwendige Menge an Thiamin hängt eng mit der Zufuhr von *Energie* zusammen.
- *Männer* haben einen höheren Energiebedarf als *Frauen,* und deshalb ist die täglich empfohlene Thiaminmenge für Männer mit 1,6 mg höher als die für Frauen mit nur 1,4 mg. Auch bei *Säuglingen, Kindern* und *Jugendlichen* bildet der Energiebedarf die Grundlage für die Thiaminzufuhr. Bei *älteren Menschen* wird meistens die Nahrung im Magen-Darm-Kanal schlechter ausgenutzt. Dazu kommt die insgesamt geringere Nahrungsaufnahme. Beides ist der Grund für die höhere Thiaminempfehlung für ältere Menschen. Die Anzahl der älteren Menschen steigt in der Bundesrepublik ständig an. Die Gefahr der mangelhaften Thiaminversorgung wird deshalb für immer mehr Menschen ein bedeutsames Gesundheitsproblem. Bei *schwangeren und stillenden Frauen* wird die Vitaminmenge wiederum auf den leicht erhöhten Energiebedarf zurückgeführt.
- Ein anderer bedarfbestimmender Einflußfaktor ist das *Klima.* Der Thiaminbedarf verändert sich durch die mit dem Klima verbundene Änderung der Nahrungsmenge und Nahrungsart. Bei hohen Temperaturen wird meist weniger und andere Nahrung aufgenommen als unter gemäßigten Bedingungen. Das hat aber in den meisten Fällen keine nennenswerte Änderung der Thiaminzufuhr zur Folge. Lediglich bei hohem Schweißverlust

muß daran gedacht werden, daß auf diesem Wege das Vitamin verloren geht. Im Klima des hohen Nordens dagegen sieht das ganz anders aus. Die Kälte beansprucht das Nervensystem stärker und verlangt, verbunden mit einer höheren Energieaufnahme auch eine höhere Vitaminzufuhr.

- *Körperliche Aktivität,* sei es durch schwere Arbeitsbelastung oder durch Sport, erhöht den Thiaminbedarf parallel zum vermehrten Energieverbrauch, Menschen mit einer hohen körperlichen Aktivität brauchen mehr Thiamin.
- Auch die *Nahrungszusammensetzung* selbst wirkt sich auf die Höhe der Thiaminzufuhr aus. Vom Thiamin ist bekannt, daß die notwendige tägliche Zufuhr von der anteiligen Menge des Zuckers und der Stärkeprodukte in der Gesamtnahrung abhängt. Ein hoher Fettanteil in der Kost kann dagegen eine einsparende Wirkung für Thiamin haben. Da heute eher eine fettarme Kost empfohlen wird, tritt an die Stelle von Fett oft mehr Zucker und Stärke. Damit erhöht sich automatisch der Bedarf an Thiamin.
- Von einigen Lebensmitteln weiß man, daß sie *thiaminzerstörende Stoffe* enthalten. In rohen Fischen finden sich von Natur aus beispielsweise solche Stoffe. Bevölkerungsgruppen, die viel rohen Fisch verzehren, müssen deshalb mehr Thiamin aufnehmen, um die Verluste wieder auszugleichen. Bei uns kommt das aber nicht in nennenswertem Umfang vor. Es gibt Lebensmittel, denen konservierende Stoffe zugesetzt werden, die Thiamin zerstören. Dazu gehört das Sulfit, das dem Wein zugesetzt werden kann. Regelmäßige Weintrinker benötigen unter Umständen deshalb mehr Thiamin.
- Thiamin kann auch im Haushalt bei der *Zubereitung* beeinträchtigt werden. In sauren Speisen bleibt das Vitamin gut erhalten. Der Zusatz von Backpulver zu Backwaren setzt den Vitamin-B_1-Gehalt derselben herab.
- Die wenigen Beispiele zeigen, wie Zusammensetzung und Zubereitung der Nahrung die Zufuhr von Thiamin (Vitamin B_1) vermindern können.

Durch diese Ausführungen wird deutlich, welches die wichtigsten bedarfsbestimmenden Faktoren für die Zufuhr von Vitamin B_1 sind. Bestimmend ist der unterschiedliche Energieverbrauch des einzelnen und der Anteil von Zucker und Stärke in der täglichen Kost. Bei anderen Vitaminen gibt es andere Einflüsse, die jeweils die Empfehlungen für die tägliche Zufuhr bestimmen.

Für die tägliche Praxis genügt es, die Pauschalwerte aus der Tabelle »Täglicher Bedarf an Vitaminen für verschiedene Verbrauchergruppen« zu benutzen.

Täglicher Bedarf an Vitaminen für verschiedene Verbrauchergruppen

	Vitamin A (Retinol) µg/Tag	Vitamin E (Tocopherol) mg/Tag	Vitamin B_1 (Thiamin) mg/Tag Jungen	Vitamin B_1 (Thiamin) mg/Tag	Vitamin B_1 (Thiamin) mg/Tag Mädchen	Vitamin B_2 (Riboflavin) mg/Tag Jungen	Vitamin B_2 (Riboflavin) mg/Tag	Vitamin B_2 (Riboflavin) mg/Tag Mädchen	Niacin mg/Tag	Vitamin C (Ascorbinsäure) mg/Tag
Erwachsene										
Männer	900	12		1,6			2,0		9–15	75
Frauen				1,4			1,8			
Säuglinge										
0– 6 Monate	600	6		0,4			0,5		4	35
7–12 Monate	700	6		0,5			0,6		6	60
Kinder										
1– 3 Jahre	700	6		0,7			0,8		8	70
4– 6 Jahre	700	7		1,0			1,1		14	70
7– 9 Jahre	800	8		1,2			1,6		14	70
10–12 Jahre	800	10	1,4		1,2	1,9		2,0	16	75
13–14 Jahre	900	11	1,4		1,2	1,9		2,0	16	75
Jugendliche										
15–18 Jahre	900	12	1,6		1,4	2,3		1,9	16	75
Schwangere										
ab 6. Monat	1200	12		1,6			2,3		12	100
Stillende										
	2000	20		1,8			2,5		16	110

Gesundheit, Vitamine und Lebensmittel

Die Vitamine A, E, B_1, B_2, Niacin und C befinden sich in den unterschiedlichsten Lebensmitteln. Manche dieser Vitamine sind nur in sehr wenigen Lebensmitteln zu finden, andere dagegen kommen in sehr vielen Lebensmitteln vor. In diesem Kapitel werden die Lebensmittel aufgezeigt, in denen die oben genannten Vitamine vorkommen, und es wird die Bedeutung der Vitamine für die Gesundheit beschrieben.

Vitamin A

Es wird auch Retinol genannt. Der Name gibt zu erkennen, wo das Vitamin seine Wirkung entfaltet, nämlich in der Retina, der Netzhaut des Auges. Es sorgt dafür, daß der Sehvorgang funktioniert. Fehlt das Vitamin, dann kommt es zu krankhafter Schädigung der Hornhaut des Auges und manchmal auch zu Nachtblindheit. Leicht läßt sich merken, Vitamin *A* schützt die *A*ugen. Aber auch auf die Haut und die Schleimhäute, zum Beispiel von Magen, Darm und Bronchien, kann sich Vitamin-A-Mangel negativ auswirken. Allerdings kann eine zu hohe Zufuhr an diesem Vitamin ebenfalls schädlich sein. Schleimhautblutungen und Knochenbrüchigkeit können als Folge einer solchen Vitamin-A-Überdosierung auftreten.

Vitamin-A-reiche Lebensmittel sind Lebertran, Leber, Leberwurst und Eigelb. Eine Vorstufe des Vitamins A ist das Karotin. Der menschliche Körper kann sich aus dieser Vorstufe das Vitamin A aufbauen. Für diesen Umwandlungsprozeß müssen, um ein Milligramm Vitamin A zu erhalten, zwei Milligramm Karotin aus Milch oder vier Milligramm Karotin aus Fetten oder acht Milligramm Karotin aus gekochtem Grüngemüse aufgenommen werden. In den Tabellen sind diese Umwandlungsverluste bereits berücksichtigt.

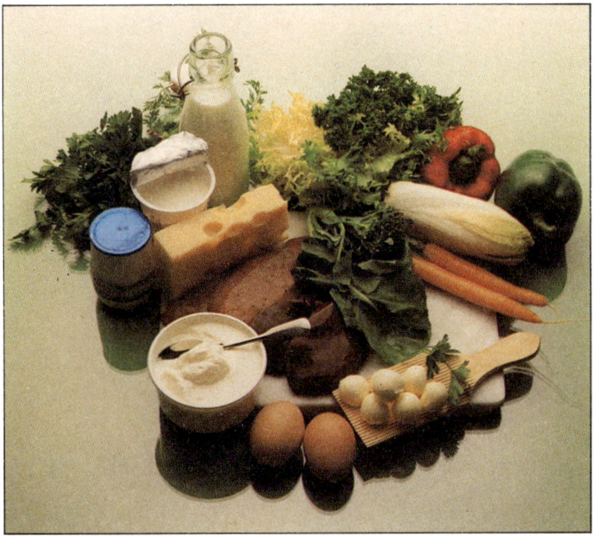

Karotinreiche Lebensmittel sind Karotten, Petersilie, Spinat, Eigelb und Grünkohl.
Die Gefahr einer Vitamin-A-Überdosierung durch die tägliche Nahrung besteht normalerweise nicht. Nur bei äußerst hohem regelmäßigem Verzehr von Leber und Lebertran können Gesundheitsschäden entstehen.

Vitamin E

Es stammt aus der Familie der Tocopherole. In dieser Familie sind mehrere ähnlich aufgebaute Stoffe vereint. Vitamin E schützt im Organismus die Nährstoffe und Stoffwechselprodukte gegen unerwünschte Veränderungen, beugt Leberschäden und Muskelschwund vor. Es wird ihm eine besondere Bedeutung im Stoffwechsel des Muskels zugeschrieben. Die Wirkung ist zurückzuführen auf die verbrennungshemmende Eigenschaft des Vitamins, wodurch die Zellstruktur geschützt wird. Durch Vitamin E wird das Konzentrationsvermögen, die Koordination und die Antriebsbereitschaft gefördert. Nach längeren hohen Dosierungen von Vitamin E werden Muskelverkrampfungen

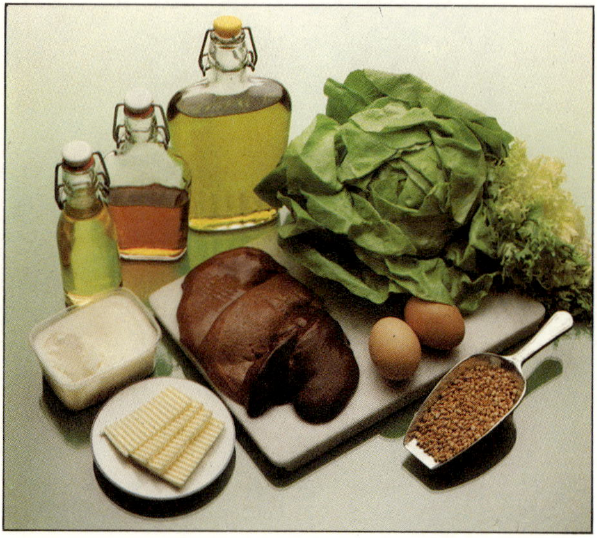

herabgemindert. Vitamin E wird auch das Fruchtbarkeitsvitamin genannt, denn es ist notwendig für Aufbau und Funktion der Fortpflanzungsorgane. Neuerdings wird sogar diskutiert, ob Vitamin E eventuell in der Nahrung zu einer Blockierung der Nitrosaminbildung führt. Nitrosamine sind krebserregende Stoffe. Außerdem soll das Vitamin bei Rheuma und Arthritis günstigen Einfluß auf die entzündlichen Beschwerden in den Gelenken nehmen.
Einige Öle enthalten reichlich Vitamin E. Glücklicherweise verwenden heutzutage viele Menschen hochwertige Fette, wie angereicherte Margarinen oder kaltgeschlagene Öle. Allgemein findet sich Vitamin E in Maiskeimöl, Sonnenblumenöl, angereicherter Margarine, Olivenöl, Weizenkeimlingen, Sojabohnen, grünen Erbsen und Hühnereiern. Die Gefahr einer zu hohen Vitamin-E-Zufuhr durch normale Kost besteht nicht. Überhöhte Mengen von Vitamin E werden im Magen-Darm-Kanal schlecht resorbiert und wieder ausgeschieden. In jedem Falle ist es günstiger, das Vitamin mit der täglichen Nahrung aufzunehmen.

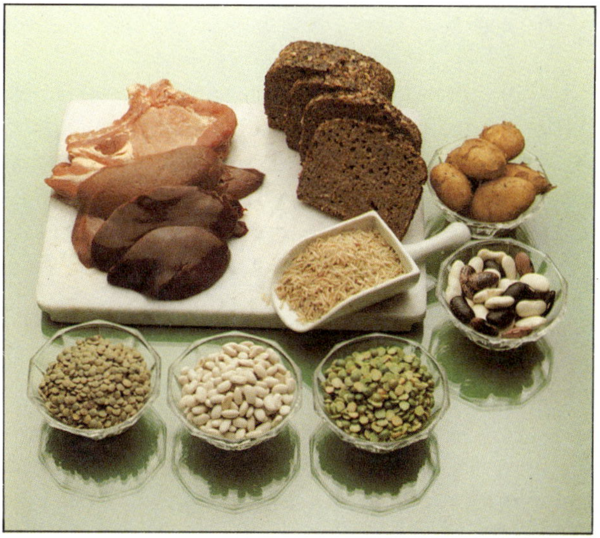

Vitamin B_1

Dieses Vitamin hat mehrere Namen. Es heißt auch Thiamin oder Aneurin. Dieses Vitamin ist bekannt durch seine Wirkung auf die Nervenfunktion. Aber auch seine Mithilfe beim Abbau von Zucker- und Stärkestoffen im menschlichen Körper hat das Vitamin in den Mittelpunkt des Interesses gerückt. Wenn zu wenig Vitamin B_1 aufgenommen oder zuviel Zucker- und Stärkestoffe verzehrt werden, kann es zu Mangelerscheinungen kommen. Zuerst macht sich ein Nachlassen der Aufmerksamkeit und des Konzentrationsvermögens bemerkbar, dann treten Abgeschlagenheit, Vergeßlichkeit auf und schließlich Taubheit, Prickeln und Stechen in den Beinen und zum Schluß kommt es zu Lähmungserscheinungen.
Vitamin B_1 befindet sich vor allen Dingen in der Keimscheibe von Getreidekörnern, kommt also in Vollkornprodukten vor. Dunkles Vollkornbrot enthält demzufolge mehr Vitamin B_1 als Weißbrot. Das Vitamin ist aber auch in Hefe, in Innereien (besonders in Herz), in Schweinefleisch und Kartoffeln zu finden. Überschüssig zugeführtes Vitamin B_1 wird problemlos wieder ausgeschieden.

Vitamin-B_2-Gruppe

In diese Gruppe gehören eine Reihe von Vitaminen, wie Riboflavin, Niacin, Folsäure und Pantothensäure. Früher glaubte man, daß es sich nur um ein einziges Vitamin handele. Alle Vitamine dieser Gruppe verursachen, wenn sie fehlen, Schäden an den Schleimhäuten. Es sind wichtige Hilfsstoffe für Umsetzungen in den Zellen, den kleinsten Arbeitseinheiten des menschlichen Körpers.

Vitamin B_2

Dieses Vitamin, auch Riboflavin genannt, aus der *B_2-Gruppe* hat seinen Namen von der ihm eigenen orangegelben Farbe. Flavus kommt aus dem Lateinischen und heißt der »Gelbe«, Riboflavin färbt viele Vitamintabletten gelb. Nach dem Genuß von riboflavinhaltigen Lebensmitteln oder Vitamintabletten färbt sich auch der Harn sehr bald intensiv gelb.
Riboflavin vermittelt in der Zelle die Verwertung der Molekülbruchstücke aus dem Abbau der Nährstoffe Eiweiß, Fett und Kohlenhydrate. Die Fähigkeit der

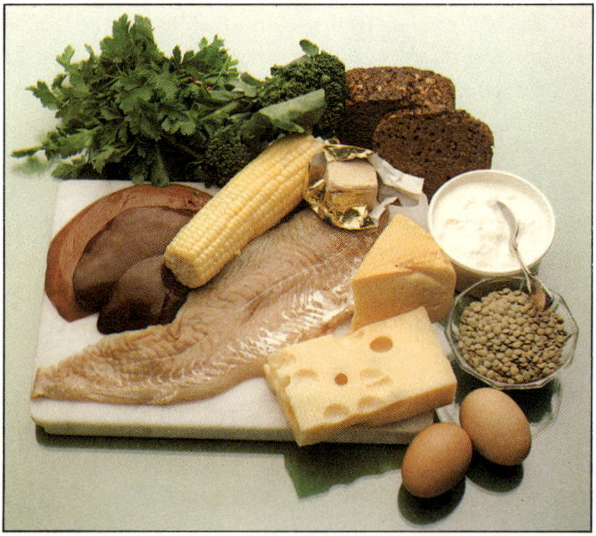

Vermittlung entwickelt Riboflavin, weil es Teil eines Zellwirkstoffs ist. Riboflavin begünstigt das Wachstum eines Organismus. Das bedeutet, daß Kinder und Jugendliche, aber auch Personen nach Operationen Riboflavin besonders benötigen.
Typische Mangelerscheinungen sind Haut- und Schleimhautentzündungen, Risse in den Mundwinkeln und rissige Nägel. Riboflavin ist hauptsächlich in der Milch enthalten, aber auch in Innereien, Schweinefleisch, Geflügelfleisch, Fisch, einigen Gemüsen, in Vollkornprodukten und Eiern.
Schäden durch zu hohe Zufuhr sind nicht bekannt.

Niacin

Es ist ein anderer Vertreter der *B_2-Gruppe* mit besonderer Beziehung zum Eiweißstoffwechsel. Bei der zunehmenden Zahl von Anhängern fleisch- und fischfreier Kost, kann es bei diesen unter bestimmten Umständen zu Niacinmangel kommen.
Niacin wird im menschlichen Körper aus dem Eiweißbaustein Tryptophan gebildet. Dieser Eiweißbaustein kann vom menschlichen Körper nicht auf-

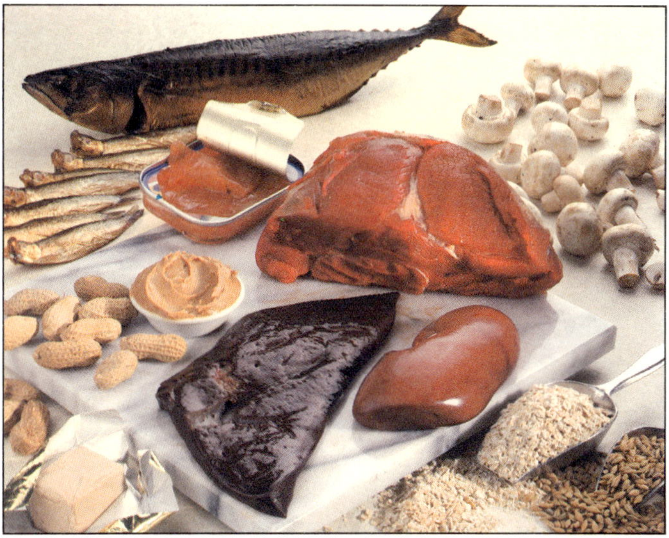

gebaut werden. Werden beide Stoffe, Niacin und Tryptophan, nicht ausreichend durch die Nahrung zugeführt, dann kann es zu Mangelerscheinungen kommen.
In Lebensmitteln, wie Mais und Weizen, ist das Vitamin zwar vorhanden, aber es liegt in einer unausnutzbaren Verbindung vor. Deshalb muß Mais in Ländern, wo er zur täglichen Nahrung gehört, behandelt werden. So werden Tortillas, die in Mexico Volksnahrung sind, aus Mais hergestellt, der vorher mit Kalkbrühe behandelt wurde. Das in dem Mais enthaltene Niacin wird dadurch in eine ausnutzbare Form gebracht. Da, wo unbehandelter Mais gegessen wird und gleichzeitig weder Fleisch, noch Fisch, noch Eier verzehrt werden, zeigt sich die typische Niacin-Mangelkrankheit »Pellagra«. Das heißt soviel wie »kranke Haut«. Die Haut juckt, ist gerötet und schmerzt besonders an den der Sonne ausgesetzten Stellen. Schon ein unterschwelliger Mangel genügt, um diese Beschwerden entstehen zu lassen.
Interessanterweise ist der Niacin-Bedarf während einer Schwangerschaft nicht erhöht, da die Umwandlung von Tryptophan in Niacin während dieser Zeit besser funktioniert als sonst. Da wir uns in unserer heutigen Wohlstandsgesellschaft fast alle sehr eiweißreich ernähren, kann man davon ausgehen, daß die damit verbundene Zufuhr von Riboflavin und anderen Vitaminen der B_2-Gruppe allgemein ausreichend ist.
Niacin befindet sich vor allem in Innereien, in Fleisch, in Sardinen, Lachs und Makrelen. Daneben enthalten aber auch Weizenkeime, Hefe, Erdnüsse, Erdnußbutter, Pilze und einige Gemüsesorten dieses Vitamin.
Vegetarier müssen besondere Sorge tragen, daß die Auswahl von niacinreichen Lebensmitteln aus dem pflanzlichen Bereich gesichert ist. Eine Schädigung durch zuviel Niacin ist nicht bekannt.

Vitamin C

Dieses Vitamin, auch Ascorbinsäure genannt, ist das bekannteste Vitamin überhaupt. Den meisten Menschen ist es im Zusammenhang mit der Frühjahrsmüdigkeit und seiner die Abwehrkräfte steigernden Wirkung bekannt. In Wirklichkeit »kann« das Vitamin viel mehr. So wirkt es auch, wie viele andere Vitamine, bei der Verarbeitung von Nährstoffen und deren Bruchstücken in der Zelle mit. Daneben sorgt es für die mechanische Festigkeit der Blutgefäße, und es ist ein Bestandteil des Bindegewebes. Wenn Vitamin C vorhanden ist,

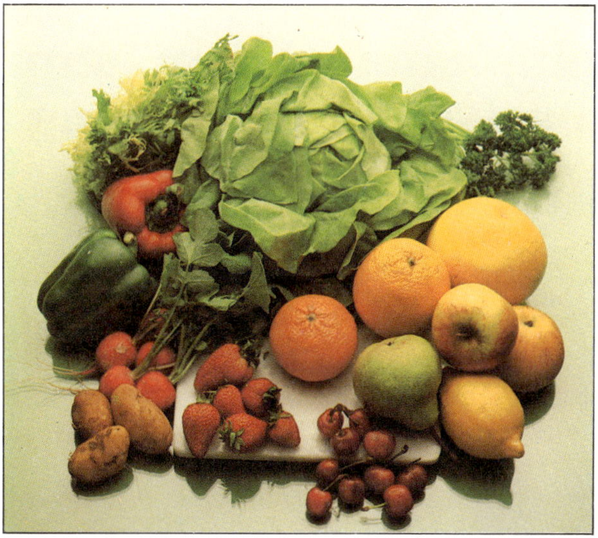

sind die Zellhäute nicht durchlässig und dadurch können auch Krankheitserreger nicht mehr eindringen. Für einige andere Vitamine bedeutet Vitamin C Schutzsubstanz und verhütet, daß diese zerstört werden.
Wenn Vitamin C fehlt, kommt es zu Schädigungen der Wände der kleinen Blutgefäße, was zu Blutungen führen kann. Die Wundheilung verzögert sich, und Zahnfleischlockerung sowie Zahnfleischschwellung sind ebenfalls unliebsame Folgen des Vitamin-C-Mangels.
Die Mengen an Vitamin C, die über die empfohlene Menge von 75 mg hinausgehen, werden mit dem Harn ausgeschieden. Es gibt also keine Überdosierung. Bei starker körperlicher Belastung, bei Krankheiten und bei besonders hoher Flüssigkeitszufuhr ist der normale Bedarf erhöht und Raucher benötigen mehr Vitamin C als Nichtraucher.
Reich an Vitamin C sind vor allem Obst und Gemüse. Besonders hervorzuheben sind Hagebutten, Sanddorn, Zitrusfrüchte, Paprikaschoten, Rosenkohl, Grünkohl (alle Kohlarten), Kartoffeln, Kräuter und Leber.
Früchte, Gemüse und Kartoffeln, als Grundlage der Ernährung, liefern fast den gesamten Tagesbedarf an Vitamin C. Deshalb empfiehlt die Ernährungswissenschaft, möglichst jeden Tag Obst und Gemüse zu essen.

Vitaminplanung leicht gemacht – Hinweise zur Benutzung der Tabellen

Die Vitamintabelle ist für den täglichen Gebrauch gemacht. Wichtig ist die richtige Einschätzung und Bewertung des Vitamingehalts in den Lebensmitteln und nicht die Zahlengenauigkeit der Angaben.

Zahlenwerte fehlen natürlich nicht. Wer alles genau berechnen möchte, kann sich entsprechend informieren. Aber für die Benutzung sind vor allem die Zeichen und Farben, mit denen die Lebensmittel und die Vitamine versehen sind, wichtig.

In den Rubriken für die Vitamine steht jeweils in der ersten Spalte der Zahlenwert des Anteils des Vitamins in 100 g eines bestimmten Lebensmittels. In der zweiten Spalte finden sich die Zeichen, die den Vitamingehalt in dem betreffenden Lebensmittel bewerten. Die Bewertung ist auf dem Tagesbedarf eines Erwachsenen aufgebaut.

Bevor die Planung des täglichen Vitaminfahrplanes beginnen kann, ist es angebracht, die Erklärungen in den Tabellenspalten zu lesen.

Am *oberen Tabellenrand* sind zunächst die Kurzbezeichnungen der Vitamine aufgeführt. In der Zeile darunter finden sich ihre wissenschaftlichen Namen. Es sind:

A	= Vitamin A	= Retinol
E	= Vitamin E	= Tocopherol
B_1	= Vitamin B_1	= Thiamin
B_2	= Vitamin B_2	= Riboflavin
Niacin	= Vitamin B_2	= Niacin
C	= Vitamin C	= Ascorbinsäure

In der dritten Zeile kann für jedes Vitamin der Tagesbedarf eines Erwachsenen abgelesen werden (siehe dazu auch Tabelle Nr. 1 auf Seite 28).

Am *linken Rand jeder Tabellenseite* sind die Lebensmittel aufgelistet. Sie sind nach Lebensmittel-Gruppen aufgestellt und innerhalb der Gruppen alphabetisch geordnet. Manche Lebensmittel kennzeichnet ein »i. D.«. Das bedeutet, daß es sich um den Durchschnittswert aller in Frage kommenden Produkte dieses Lebensmittels handelt.
Im *Mittelteil* finden sich die eigentlichen Angaben über die Vitamine. Die erste Spalte der Tabelle gibt die jeweilige Menge der Vitamine in den verschiedenen Lebensmitteln an. In der zweiten Spalte wird der Vitamingehalt der Lebensmittel durch Symbole bewertet. Die Zahlenwerte wurden verschiedenen Tabellen entnommen. Sie beziehen sich, soweit nicht anders vermerkt, auf 100 g eines Lebensmittels in rohem, aber eßbarem Zustand (ohne Küchenabfälle). Bei manchen Lebensmitteln, wie zum Beispiel beim Fleisch, wurden Mittelwerte gebildet. So errechnet sich der Vitaminwert bei magerem Kalbfleisch mit 6 Prozent Fett aus den Teilen Brust und Kotelett. Durch diesen Mittelwerte konnte die Tabelle übersichtlicher gehalten werden. Die Bewertung des Vitaminanteils in den Lebensmitteln wird mit den Symbolen ■ ● ▲ ausgedrückt.

■ Kennzeichnet die Lebensmittel, die einen sehr hohen Gehalt an bestimmten Vitaminen aufweisen. Mit diesen Lebensmitteln wird der Bedarf »sehr gut« gedeckt. Es sind sozusagen die hochprozentigen Vitaminträger. Wenn das ■ in der Tabelle erscheint, bedeutet dies, in 100 g des betreffenden Lebensmittels ist mindestens die Hälfte oder sogar noch mehr als die Hälfte des Tagesbedarfs an bestimmten Vitaminen enthalten. Dazu ein Beispiel: Auf Seite 48 der Tabelle wird unter den Gemüsesorten »Mangold« aufgeführt. In der Rubrik für Vitamin C (Ascorbinsäure) steht bei Mangold in der ersten Spalte die Zahl 39 und in der zweiten Spalte das Zeichen ■. Das bedeutet, daß in 100 g Mangold 39 mg Vitamin C = 50 Prozent des täglichen Bedarfs enthalten sind, und daß der Bedarf sehr gut gedeckt ist. Bei Blumenkohl findet sich in der Rubrik für Vitamin C ebenfalls, wie bei Mangold, das Zeichen ■. Beim Blick auf die Zahlen überrascht, daß sogar mehr als 50 Prozent des Tagesbedarfs durch 100 g Blumenkohl geliefert werden, nämlich 60 Prozent (45 mg) durch gekochten und 92 Prozent (69 mg) durch rohen. Um die täglich notwendige Vitaminmenge zu erreichen, genügt es, zweimal 100 g eines mit ■ markierten, hochprozentigen Lebensmittels zu verzehren.

● Kennzeichnet die Lebensmittel, die bei einer Menge von 100 g weniger als 50 Prozent, aber mindestens 10 Prozent des Tagesbedarfs eines Erwachsenen an einem bestimmten Vitamin liefern. Um den halben Tagesbedarf zu decken, müssen fünfmal 100 g der mit ● gekennzeichneten Lebensmittel ausgesucht werden, die pro Lebensmittel zu mindestens 10 Prozent den Tagesbedarf decken. Fünf Lebensmittel wurden als Beispiel für die Deckung des Vitamin-B_2-Bedarfs ausgesucht:

Lebensmittel Vitamin B_2		**Prozent des Tagesbedarfs an Vitamin B_2 mindestens**
100 g Ente	Tabelle S. 28	10
100 g Pfifferlinge	Tabelle S. 52	10
100 g Steinpilze	Tabelle S. 52	10
100 g Speisequark, mager	Tabelle S. 39	10
100 g Goudakäse	Tabelle S. 38	10
		insgesamt 50 Prozent

Aus diesen fünf Lebensmitteln ließe sich ein Mittagessen zusammenstellen. Damit wären 50 Prozent des Tagesbedarfs an Vitamin B_2 (Riboflavin) sicher erreicht, wahrscheinlich sogar mehr.

▲ Kennzeichnet die Lebensmittel, in denen nur wenig von einem bestimmten Vitamin enthalten ist, weniger als 10 Prozent, jedoch mehr als 5 Prozent. Auf Seite 34 steht unter dem Oberbegriff »Fisch« das Lebensmittel »Bachforelle«, das mit einem kleinen ▲ versehen ist. Das heißt, 100 g Forelle enthalten nur 45 µg Vitamin A. Der Tagesbedarf liegt aber bei 900 µg. Um den halben Tagesbedarf zu decken, müßten 1000 g Forelle gegessen werden, und um den ganzen Tagesbedarf zu decken, gar 2000 g. Das sind Mengen, die normalerweise nicht verzehrt werden können. Die mit einem ▲ markierten Lebensmittel sind zur Ergänzung der mit ■ und ● versehenen Lebensmittel geeignet.

Ohne Kennzeichnung sind die Lebensmittel geblieben, in denen weniger als 5 Prozent oder überhaupt kein Vitaminanteil zu finden ist.
Für Freunde von genauen Angaben sind folgende Zeichen in der Zahlenspalte wichtig:

+ Das Vitamin ist nur in Spuren vorhanden.
– Es liegen keine Angaben über den Vitamingehalt vor, obwohl vermutlich das Vitamin in dem Lebensmittel vorhanden ist.
() Manchmal steht ein Wert in Klammern. Das bedeutet, daß die Inhaltsangabe unsicher oder unvollständig ist.

Am rechten Rand der Tabelle gibt es anhand der Symbole ■ ● ▲ eine Zusammenfassung des Vitaminanteils in den jeweiligen Lebensmitteln. Jedem Vitamin ist in der Überschrift eine bestimmte Farbe zugeordnet. Farbe und Symbol zeigen auf einen Blick, welche Vitamine in welcher bedarfsdeckenden Menge in den jeweiligen Lebensmitteln auftreten.
Wer die Spalte Zusammenfassung genau anschaut, kann feststellen, daß es nur wenige Lebensmittel gibt, die alle Vitamine enthalten, wie zum Beispiel Kalbsleber und Grünkohl. Es wird deutlich, daß nur eine vielseitige und abwechslungsreiche Kost volle Vitaminversorgung garantiert.

Kleine Zusammenfassung der Symbole und Abkürzungen:

■ = sehr gut (mindestens 50 Prozent des Tagesbedarfs werden gedeckt)
● = gut (10–50 Prozent des Tagesbedarfs werden gedeckt)
▲ = ergänzungsbedürftig (5–10 Prozent des Tagesbedarfs ist enthalten)
+ = in Spuren vorhanden
– = es liegen keine Angaben vor
() = Angaben unvollständig oder unsicher
O = Vitamin praktisch nicht enthalten (Zahlenspalte)
mg = Milligramm (1 mg = 0,001 g)
µg = Mikrogramm (1 µg = 0,001 mg = 0,000001 g)
i. D. = im Durchschnitt

Allgemein ist zu sagen, daß bei den späteren Beispielen, wie man den Tagesbedarf an einem bestimmten Vitamin decken kann, von dem kleinsten Zahlenwert ausgegangen wird. Die Symbole sind mehr als »augenfällige« Orientierung gedacht, um auf einen Blick halbwegs einschätzen zu können, wie hoch der Anteil der Vitamine oder der Ballaststoffe in den verschiedenen Lebensmitteln ist.

Literatur:
Bundesverband der Diätetischen Lebensmittelindustrie e. V. (Herausgeber): Grüne Liste 1980; Aulendorf 1980.

Cremer, H.-D., et al.: Die Große Nährwerttabelle; Neuausgabe 1984/85, München 1984

Wirths, W.: Kleine Nährwerttabelle, 29. Auflage; Frankfurt am Main 1981

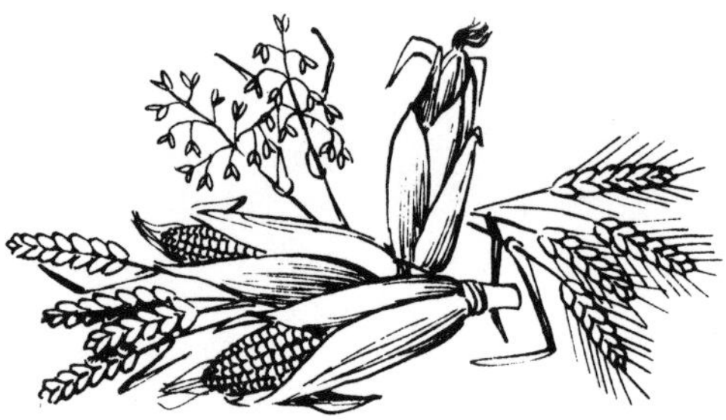

Die Vitamin- und Ballaststofftabelle

Lebensmittel	Vitamin	A		E		B$_1$		B$_2$		Niacin		C		Vitamine	Ballaststoffe		
		Retinol		Tocopherol		Thiamin		Riboflavin		Niacin		Ascorbinsäure		Anteil	BA	RF	Anteil
100 g	Tagesbedarf	900 µg		12 mg		1,6 mg		2,0 mg		15 mg		75 mg			50 g	12 g	
FLEISCH																	
GEFLÜGEL																	
Brathähnchen		7		–		0,05		0,10	▲	5,0	●	2		▲ ●	0	0	
Brathuhn		10		–		0,08	▲	0,16	▲	6,8	●	2		▲ ▲ ●	0	0	
Ente		–		–		0,30	●	0,20	●	3,5	●	7	▲	● ● ● ▲	0	0	
Gans		65	▲	–		0,12	▲	0,26	●	6,4	●	–		▲ ▲ ● ●	0	0	
Huhn,	Brust	–		0,4		0,70	●	0,90	●	10,5	■	–		● ● ■	0	0	
	Keule (Schlegel)	–		–		0,10	▲	0,24	●	5,6	●	–		▲ ● ●	0	0	
	Suppenhuhn	260	●	–		0,06		0,17	▲	8,8	■	–		● ▲ ■	0	0	
Truthahn, ausgewachsen		–		2,5	●	0,10	▲	0,18	▲	10,5	■	–		● ▲ ▲ ■	0	0	
	Brust	–		0,9	▲	0,05		0,08		11,3	■	–		▲ ■	0	0	
	Jungtiere	+		1,9	●	0,08	▲	0,14	▲	7,9	■	–		● ▲ ▲ ■	0	0	
	Keule	–		1,2	●	0,09		0,18	▲	4,7	●	–		● ▲ ●	0	0	
HAMMEL-, LAMMFLEISCH																	
fett, ca 30% Fett (Brust, Kotelett)		–		0,6	▲	0,14	▲	0,19	▲	4,4	●	–		▲ ▲ ▲ ●	0	0	
mittelfett, bis 20% Fett (Lende, Keule)		–		0,5		0,16	●	0,23	●	4,8	●	–		● ● ●	0	0	
mager, ca 4% Fett (Filet, Schnitzel)		–		0,5		0,18	●	0,25	●	5,8	●	–		● ● ●	0	0	

KALBFLEISCH																
mager, bis 6% Fett (Brust, Kotelett)	+		–		0,14	▲	0,25	●	6,3	●	1		▲ ● ●	0	0	
sehr mager, bis 2% Fett (Filet, Haxe, Keule, Schnitzel)	+		–		0,16	●	0,28	●	6,5	●	1		● ● ●	0	0	
RINDFLEISCH																
fett, ca. 25% Fett (Luncheon meat)	0		0,5		0,05		0,19	▲	4,7	●	1		▲ ●	0	0	
mittelfett, bis 20% Fett (Hochrippe/Rostbraten Ochsenschwanz, Hackfleisch, Dosenfl. i. D.)	12		0,4		0,06		0,15	▲	3,7	●	0		▲ ●	0	0	
mager, bis 10% Fett (Kamm/Hals, Keule, Lende/Roastbeef)	9		1,1	▲	0,09	▲	0,17	▲	4,9	●	–		▲ ▲ ▲ ●	0	0	
sehr mager, ca. 4% Fett (Filet, Tartar)	–		–		0,10	▲	0,13	▲	4,6	●	–		▲ ▲ ●	0	0	
SCHWEINEFLEISCH																
sehr fett, 40–60% Fett (Backe, Bauch, Kopf, durchwachsener Speck)	0		0,4		0,36	●	0,11	▲	1,8	●	0		● ▲ ●	0	0	
fett, 30% Fett (Kamm, Kotelett, Mett, Kasseler, Bratwurst)	+		0,6	▲	0,67	●	0,20	●	3,8	●	2		▲ ● ● ●	0	0	
mittelfett, 20% Fett (Bug, Eisbein, Keule)	–		–		0,85	■	0,21	●	4,4	●	–		■ ● ●	0	0	
mager bis 10% Fett (Filet, Schnitzel)	–		0,7	▲	0,95	■	0,25	●	6,5	●	–		▲ ■ ● ●	0	0	
WILD																
Hase	–		–		0,09	▲	0,06		8,1	■	–		▲ ■	0	0	
Hirsch	–		–		–		0,25	●	–		–		●	0	0	
Reh, Rücken	–		–		–		0,20	●	–		–		●	0	0	
Wildgeflügel i. D.	45	▲	–		(0,05)		(0,10)	(▲)	(5,0)	(●)	–		▲ (▲)(●)	0	0	

■ = 50% oder mehr des Tagesbedarfs
\+ = nur in Spuren vorhanden

● = 10–50% des Tagesbedarfs
– = keine Angaben bekannt

▲ = 5–10% des Tagesbedarfs
Ohne Kennzeichen: Weniger als 5% oder gar kein Gehalt
BA = Ballaststoffe / RF = Rohfaser

Lebensmittel	Vitamin	A		E		B_1		B_2		Niacin		C	Vitamine	Ballaststoffe		
		Retinol		Tocopherol		Thiamin		Riboflavin		Niacin		Ascorbinsäure	Anteil	BA	RF	Anteil
100 g	**Tagesbedarf**	900 µg		12 mg		1,6 mg		2,0 mg		15 mg		75 mg		50 g	12 g	
SONSTIGE FLEISCHARTEN																
Kaninchen		+		1,0	▲	0,11	▲	0,07		8,6	■	3	▲ ▲ ■	0	0	
Pferd		21		–		0,11	▲	0,15	▲	4,6	●	1	▲ ▲ ●	0	0	
Ziege		36		1,0	▲	0,15	▲	0,28	●	4,9	●	0	▲ ▲ ● ●	0	0	
FLEISCH- UND WURSTWAREN																
Bierschinken		0		–		0,31	●	0,18	▲	3,8	●	0	● ▲ ●	0	0	
Blutwurst (Rotwurst)		3		–		0,07		0,13	▲	1,2	▲	–	▲ ▲	0	0	
Bratwurst, Schwein		–		–		0,28	●	0,22	●	3,2	●	–	● ● ●	0	0	
Braunschweiger Mettwurst		–		–		0,20	●	(0,15)	(▲)	(2,5)	(●)	–	● (▲)(●)	0	0	
Corned beef, deutsch		–		–		0,03		0,10	▲	3,1	●	–	▲ ●	0	0	
Dosenwürstchen		–		–		0,03		0,08		3,0	●	–	●	0	0	
Fleischkäse (Leberkäse)		–		–		0,05		0,15	▲	2,4	●	–	▲ ●	0	0	
Fleischwurst		–		–		0,20	●	0,25	●	2,5	●	–	● ● ●	0	0	
Frankfurter Würstchen		0		–		0,18	●	0,19	▲	2,3	●	–	● ▲ ●	0	0	
Gelbwurst (Hirnwurst)		–		–		–		0,12	▲	2,3	●	–	▲ ●	0	0	
Jagdwurst		0		–		0,11	▲	0,12	▲	4,2	●	–	▲ ▲ ●	0	0	
Knackwurst		15		–		–		–		–		–		0	0	
Leberpastete		950	■	0,4		0,03		0,60	●	3,3	●	2	■ ● ●	0	0	

Leberwurst, 40% Fett	1500	■	–		0,20	●	0,92	●	3,6	●	–		■ ● ● ●	0	0	
Leberwurst, mager, 20%	1700	■	–		0,15	▲	1,10	■	4,5	●	–		■ ▲ ■ ●	0	0	
Mortadella	0		–		0,10	▲	0,15	▲	3,1	●	0		▲ ▲ ●	0	0	
Münchener Weißwurst	–		–		0,04		0,13	▲	3,3	●	–		▲ ●	0	0	
Salami, deutsche	–		0,1		0,18	●	0,20	●	2,6	●	–		● ● ●	0	0	
Schinken, roh, geräuchert	0		–		0,55	●	0,20	●	3,5	●	0		● ● ●	0	0	
Schinken, gekocht	0		0		0,54	●	0,26	●	3,5	●	0		● ● ●	0	0	
Schwartenmagen	–		–		0,05		0,10	▲	1,0	▲	–		▲ ▲	0	0	
Wiener Würstchen	–		–		0,10	▲	0,12	▲	3,1	●	–		▲ ▲ ●	0	0	
Zervelatwurst	0		–		0,10	▲	0,20	●	4,0	●	0		▲ ● ●	0	0	
INNEREIEN																
Bries, Kalb	–		–		0,08	▲	0,17	▲	2,6	●	56	■	▲ ▲ ● ■	0	0	
Herz, Huhn	9		1,2	●	0,43	●	1,24	■	6,0	●	6	▲	● ● ■ ● ▲	0	0	
Hammel/Lamm	–		–		0,31	●	0,86	●	4,6	●	–		● ● ●	0	0	
Kalb	9		0,4		0,60	●	1,10	■	6,3	●	5	▲	● ■ ● ▲	0	0	
Rind	6		–		0,53	●	0,88	●	6,8	●	6	▲	● ● ● ▲	0	0	
Schwein	9		1,4	●	0,46	●	1,06	■	6,6	●	5	▲	● ● ■ ● ▲	0	0	
Hirn, Hammel/Lamm	–		–		0,24	●	0,25	●	3,2	●	15	●	● ● ● ●	0	0	
Kalb	0		1,9	●	0,16	●	0,26	●	3,6	●	23	●	● ● ● ● ●	0	0	

■ = 50% oder mehr des Tagesbedarfs
+ = nur in Spuren vorhanden

● = 10–50% des Tagesbedarfs
— = keine Angaben bekannt

▲ = 5–10% des Tagesbedarfs
Ohne Kennzeichen: Weniger als 5% oder gar kein Gehalt
BA = Ballaststoffe / RF = Rohfaser

Lebensmittel	Vitamin	A		E		B_1		B_2		Niacin		C		Vitamine	Ballaststoffe		
		Retinol		Tocopherol		Thiamin		Riboflavin		Niacin		Ascorbinsäure		Anteil	BA	RF	Anteil
100 g	**Tagesbedarf**	900 µg		12 mg		1,6 mg		2,0 mg		15 mg		75 mg			50 g	12 g	
Hirn,	Rind	0		–		0,13	▲	0,24	●	3,5	●	17	●	▲ ● ● ●	0	0	
	Schwein	–		–		0,16	●	0,28	●	4,3	●	18	●	● ● ● ●	0	0	
Kaldaunen (Kutteln), Rind		–		–		+		–		3,0	●	–		●	0	0	
Leber,	Huhn	1200	■	0,4		0,32	●	2,49	■	11,6	■	28	●	■ ● ■ ■ ●	0	0	
	Hammel/Lamm	9500	■	–		0,36	●	3,33	■	15,3	■	31	●	■ ● ■ ■ ●	0	0	
	Kalb	4000	■	1,2	●	0,25	●	2,45	■	16,5	■	39	■	■ ● ● ■ ■ ■	0	0	
	Rind	6000	■	1,0	▲	0,30	●	2,90	■	13,6	■	31	●	■ ▲ ● ■ ■ ●	0	0	
	Schwein	3500	■	0,4		0,31	●	3,17	■	15,7	■	23	●	■ ● ■ ■ ●	0	0	
Lunge,	Hammel/Lamm	27		–		0,11	▲	0,47	●	4,7	●	31	●	▲ ● ● ●	0	0	
	Kalb	–		–		0,11	▲	0,36	●	4,0	●	39	■	▲ ● ● ■	0	0	
	Rind	55	▲	0,5		0,09	▲	0,34	●	4,3	●	39	■	▲ ▲ ● ● ■	0	0	
	Schwein	–		–		0,06		0,21	●	3,4	●	13	●	● ● ●	0	0	
Niere,	Kalb	21		–		0,37	●	2,50	■	6,5	●	13	●	● ■ ● ●	0	0	
	Rind	330	●	–		0,30	●	0,26	●	6,2	●	11	●	● ● ● ● ●	0	0	
	Schwein	39		–		0,34	●	1,80	■	8,4	■	16	●	● ■ ■ ●	0	0	
Zunge,	Hammel/Lamm	+		–		0,08	▲	0,28	●	4,2	●	7	▲	▲ ● ● ▲	0	0	
	Kalb	0		–		0,15	▲	0,29	●	3,7	●	–		▲ ● ●	0	0	
	Rind	0		–		0,14	▲	0,29	●	4,6	●	–		▲ ● ●	0	0	

Schwein	–		–		0,49	●	0,50	●	5,3	●	4	▲	● ● ● ▲	0	0	
FISCH																
SEEFISCHE																
Flunder	10		–		0,22	●	0,21	●	3,4	●	–		● ● ●	0	0	
Heilbutt	32		0,8	▲	0,08	▲	0,07		5,9	●	–		▲ ▲ ●	0	0	
Hering, ganz	38		1,5	●	0,05		0,22	●	3,8	●	+		● ● ●	0	0	
– Filet	40		–		0,05		0,25	●	4,0	●	+		● ●	0	0	
Kabeljau (Dorsch), ganz	–		–		0,06		0,04		2,1	●	2		●	0	0	
– Filet	–		–		0,05		0,05		2,0	●	2		●	0	0	
Katfisch (Steinbeißer)	18		2,1	●	0,20	●	0,06		2,4	●	–		● ● ●	0	0	
Makrele	+		1,6	●	0,14	▲	0,35	●	7,7	■	–		● ▲ ● ■	0	0	
Ostseehering	20		0,7	▲	0,06		0,24	●	4,3	●	–		▲ ● ●	0	0	
Rotbarsch (Goldbarsch)	12		1,3	●	0,11	▲	0,08		2,5	●	1		● ▲ ●	0	0	
Sardine	–		–		0,01		0,35	●	9,7	■	–		● ■	0	0	
Schellfisch	17		–		0,05		0,17	▲	3,1	●	–		▲ ●	0	0	
Scholle	0		–		0,21	●	0,22	●	4,0	●	1		● ● ●	0	0	
Seehecht	–		–		0,10	▲	0,20	●	–		–		▲ ●	0	0	
Seelachs (Köhler)	10		–		0,09	▲	0,35	●	4,0	●	–		▲ ● ●	0	0	
Seezunge	10		–		0,06		0,10	▲	3,0	●	0		▲ ●	0	0	

■ = 50% oder mehr des Tagesbedarfs
+ = nur in Spuren vorhanden

● = 10–50% des Tagesbedarfs
— = keine Angaben bekannt

▲ = 5–10% des Tagesbedarfs
Ohne Kennzeichen: Weniger als 5% oder gar kein Gehalt
BA = Ballaststoffe / RF = Rohfaser

Lebensmittel	Vitamin	A		E		B_1		B_2		Niacin		C		Vitamine	Ballaststoffe		
		Retinol		Tocopherol		Thiamin		Riboflavin		Niacin		Ascorbinsäure		Anteil	BA	RF	Anteil
100 g	**Tagesbedarf**	900 µg		12 mg		1,6 mg		2,0 mg		15 mg		75 mg			50 g	12 g	
Steinbutt		+		–		0,02		0,15	▲	3,0	●	+		▲ ●	0	0	
Tintenfisch		–		–		0,02		0,06		1,8	●	–		●	0	0	
SONSTIGE KALTBLÜTLER																	
Austern		93	●	–		0,16	●	0,20	●	2,2	●	+		● ● ● ●	0	0	
Garnele (Speisekrabbe)		141	●	–		0,05		0,03		2,4	●	2		● ●	0	0	
Hummer		0		–		0,13	▲	0,09		1,8	●	5	▲	▲ ● ▲	0	0	
Krebs (Flußkrebs)		–		–		0,15	▲	0,10	▲	2,0	●	–		▲ ▲ ●	0	0	
Miesmuschel (Blau- oder Pfahlmuschel)		54	▲	–		0,16	●	0,22	●	1,6	●	–		▲ ● ● ●	0	0	
Steckmuschel (Klaffmuschel)		33		–		0,10	▲	0,19	▲	1,5	●	–		▲ ▲ ●	0	0	
SÜSSWASSERFISCHE																	
Aal, Flußaal		980	■	–		0,18	●	0,32	●	2,6	●	2		■ ● ● ●	0	0	
Barsch (Flußbarsch)		7		–		0,08	▲	0,12	▲	1,7	●	–		▲ ▲ ●	0	0	
Brassen		–		–		–		–		–		1			0	0	
Forelle (Bachforelle)		45	▲	–		0,08	▲	0,08		3,4	●	–		▲ ▲ ●	0	0	
Hecht		8		0,2		0,09	▲	0,06		1,6	●	–		▲ ●	0	0	
Karpfen		56	▲	0,5		0,07		0,05		1,9	●	1		▲ ●	0	0	
Lachs		66	▲	–		0,17	●	0,17	▲	7,5	■	1		▲ ● ▲ ■	0	0	
Schleie		1		–		0,08	▲	0,18	▲	4,0	●	1		▲ ▲ ●	0	0	

Zander	–		–		0,16	●	0,25	●	2,3	●	1		● ● ●	0	0	
FISCHDAUERWAREN, FERTIGPRODUKTE, TK-PRODUKTE																
Aal, geräuchert	750	■	–		0,19	●	0,37	●	3,5	●	–		■ ● ● ●	0	0	
Bückling	15		–		0,04		0,29	●	3,5	●	–		● ●	0	0	
Brathering	20		–		0,01		0,13	▲	3,9	●	0		▲ ●	0	0	
Hering, mariniert (Bismarckhering)	36		–		0,05		0,21	●	–		–		●	0	0	
Heringsfilet in Tomatensoße	420	●	3,1	●	0,06		0,18	▲	2,6	●	1		● ● ▲ ●	0	0	
Kabeljau, TK, paniert	–		–		0,06		0,04		1,5	●	2		●	0	0	
Kaviar, echt (russ.)	–		–		0		–		–		–			0	0	
Krabben in Dosen	18		–		0,08		0,08		2,5	●	–		●	0	0	
Krebsfleisch in Dosen	–		–		0,14	▲	0,05		1,6	●	–		▲ ●	0	0	
Lachs geräuchert, in Dosen	59	▲	–		0,30	●	0,17	▲	6,8	●	0		▲ ● ▲ ●	0	0	
Makrele, geräuchert	60	▲	1,6	●	0,14	▲	0,35	●	10,0	■	0		▲ ● ▲ ● ■	0	0	
Ölsardinen, in Dosen, mit Öl	30		–		0,02		0,16	▲	4,4	●	0		▲ ●	0	0	
ohne Öl	60	▲	–		0,05		0,30	●	6,5	●	+		▲ ● ●	0	0	
Rotbarsch, TK, paniert	9		–		0,10	▲	0,08		2,0	●	1		▲ ●	0	0	
Salzhering (Pökelhering)	48	▲	–		0,04		0,23	●	3,0	●	0		▲ ● ●	0	0	
Schellfisch, geräuchert	+		–		0,05		0,10	▲	2,5	●	+		▲ ●	0	0	
Seelachs, geräuchert	9		–		0,03		0,20	●	2,0	●	–		● ●	0	0	

■ = 50% oder mehr des Tagesbedarfs
+ = nur in Spuren vorhanden

● = 10–50% des Tagesbedarfs
— = keine Angaben bekannt

▲ = 5–10% des Tagesbedarfs
Ohne Kennzeichen: Weniger als 5% oder gar kein Gehalt
BA = Ballaststoffe / RF = Rohfaser

Lebens-mittel	**Vitamin**	**A**		**E**		**B_1**		**B_2**		**Niacin**		**C**		**Vitamine**	**Ballaststoffe**		
		Retinol		Toco-pherol		Thiamin		Ribo-flavin		Niacin		Ascorbin-säure		Anteil	BA	RF	Anteil
100 g	**Tagesbedarf**	900 µg		12 mg		1,6 mg		2,0 mg		15 mg		75 mg			50 g	12 g	
Stockfisch (Kabeljau getrocknet)		–		–		0,09	▲ grün	0,11	▲ orange	3,5	● blau	0		▲ grün ▲ orange ● blau	0	0	
Thunfisch in Öl		370	● rot	–		0,05		0,06		–		–		● rot	0	0	
EIER UND TROCKENEIPULVER																	
Hühnerei (Gesamtinhalt)		354	● rot	–		0,12	▲ grün	0,34	● orange	0,1		0		● rot ▲ grün ● orange	0	0	
Hühnereigelb		1500	■ rot	3,0	● blau	0,32	● grün	0,52	● orange	+		0		■ rot ● blau ● grün ● orange	0	0	
Hühnereiklar		+		–		0,02		0,32	● orange	0,1		+		● orange	0	0	
Hühnerei, 1 Stk., 57 g (Gew.-Kl. 4)		150	● rot	–		0,05		0,15	▲ orange	0,1		+		● rot ▲ orange	0	0	
1 Stk., 48 g (Gew.-Kl. 6)		174	● rot	–		0,06		0,16	▲ orange	+		0		● rot ▲ orange	0	0	
1 Eidotter, mittelgroß, 17 g		174	● rot	–		0,05		0,09		+		0		● rot	0	0	
1 Eiklar, mittelgroß, 31 g		0		–		0,01		0,07		+		+			0	0	
Hühnervollei, getrocknet		–		9,5	■ blau	0,44	● grün	1,38	■ orange	0,2		0		■ blau ● grün ■ orange	0	0	
Hühnereigelb, getrocknet		–		–		0,50	● grün	0,66	● orange	0,1		–		● grün ● orange	0	0	
Hühnereiklar, getrocknet		0		–		0		2,10	■ orange	0,7		0		■ orange	0	0	
MILCH																	
Frauenmilch		57	▲ rot	0,2		0,01		0,04		0,2		4	▲ gelbgrün	▲ rot ▲ gelbgrün	–	–	
Kuhmilch,																	
Roh-, Vorzugsmilch, 3,8% Fett		33		0,1		0,04		0,18	▲ orange	0,1		2		▲ orange	–	–	
Trink-, Vollmilch, 3,5% Fett		30		0,1		0,04		0,18	▲ orange	0,1		2		▲ orange	–	–	

Trinkmilch, fettarm, 1,5% Fett	13		+		0,04		0,18	▲	0,1		2		▲	–	–	
Trinkmilch, entrahmt, 0,1% Fett	–		+		0,04		0,17	▲	–		–		▲	–	–	
Schafmilch	50	▲	–		0,05		0,23	●	0,4		4	▲	▲ ● ▲	–	–	
Stutenmilch	17		–		0,04		0,05		0,1		7	▲	▲	–	–	
Ziegenmilch	73	▲	–		0,05		0,15	▲	0,3		2		▲ ▲			
MILCHPRODUKTE																
Buttermilch	12		0,1		0,03		0,15	▲	0,1		1		▲	–	–	
Buttermilchpulver	–		–		0,35	●	1,50	■	1,0	▲	–		● ■ ▲	–	–	
Joghurt aus Trinkmilch, 3,5% Fett	32		0,1		0,04		0,18	▲	0,1		1		▲	–	–	
fettarme, 1,5% Fett	14		+		0,04		0,17	▲	0,1		2		▲	–	–	
aus Magermilch, 0,1% Fett	1		+		0,04		0,18	▲	0,1		2		▲	–	–	
Kondensmilch, 10% Fett	72	▲	0,2		0,09	▲	0,48	●	0,2		3		▲ ▲ ●	–	–	
7,5% Fett	53	▲	0,2		0,07		0,37	●	0,2		2		▲ ●	–	–	
Kondensmagermilch	3		–		0,12	▲	0,41	●	0,3		–		▲ ●	–	–	
Magermilchpulver	12		–		0,34	●	2,18	■	–		2		● ■	–	–	
Molke, süß	3		+		0,04		0,15	▲	0,2		1		▲	–	–	
Molkenpulver	15		–		0,49	●	2,50	■	0,8	▲	–		● ■ ▲	–	–	
Sahne, 10% Fett (Kaffeerahm)	74	▲	–		0,03		0,16	▲	0,1		1		▲ ▲	–	–	
Sahne, 30% Fett (Schlagsahne)	275	●	0,8	▲	0,03		0,15	▲	0,1		1		● ▲ ▲	–	–	

■ = 50% oder mehr des Tagesbedarfs
+ = nur in Spuren vorhanden

● = 10–50% des Tagesbedarfs
– = keine Angaben bekannt

▲ = 5–10% des Tagesbedarfs
Ohne Kennzeichen: Weniger als 5% oder gar kein Gehalt
BA = Ballaststoffe / RF = Rohfaser

Lebensmittel / Vitamin	A Retinol		E Tocopherol		B1 Thiamin		B2 Riboflavin		Niacin Niacin		C Ascorbinsäure		Vitamine Anteil	Ballaststoffe BA	Ballaststoffe RF	Ballaststoffe Anteil
100 g / **Tagesbedarf**	900 µg		12 mg		1,6 mg		2,0 mg		15 mg		75 mg			50 g	12 g	
Vollmilchpulver	218	●	–		0,27	●	1,26	■	0,7		2		● ● ■	–	–	
KÄSE																
1. HARTKÄSE																
Chester (Cheddar) 50% F. i. Tr. (32% Fett absolut)	369	●	1,0	▲	0,04		0,44	●	0,1		+		● ▲ ●	–	–	
Emmentaler, 45% F. i. Tr.	388	●	0,3		0,05		0,33	●	0,1		+		● ●	–	–	
Parmesan	340	●	–		0,02		0,62	●	0,2		0		● ●	–	–	
2. SCHNITTKÄSE																
Edamer, 45% F. i. Tr.	220	●	–		0,06		0,35	●	0,1		+		● ●	–	–	
30% F. i. Tr.	150	●	–		0,06		0,35	●	0,1		+		● ●	–	–	
Edelpilzkäse, 50% F. i. Tr. (Blauschimmelkäse, z. B. Roquefort)	520	■	0,8	▲	0,04		0,55	●	0,8	▲	0		■ ▲ ● ▲	–	–	
Gouda, 45%	260	●	–		0,03		0,20	●	0,1		1		● ●	–	–	
Tilsiter, 45% F. i. Tr.	120	●	–		–		–		–		1		●	–	–	
30% F. i. Tr.	120	●	–		–		–		–		+		●	–	–	
3. WEICHKÄSE																
Brie, 50% (Rahmbrie)	156	●	–		0,05		0,35	●	1,1	▲	+		● ● ▲	–	–	
Camembert, 60% F. i. Tr.	763	■	–		0,04		0,37	●	1,2	▲	+		■ ● ▲	–	–	
45% F. i. Tr.	510	■	–		0,05		0,45	●	1,4	▲	+		■ ● ▲	–	–	
30% F. i. Tr.	290	●	–		0,05		0,48	●	1,5	●	+		● ● ●	–	–	

Limburger Käse, 40% F. i. Tr.	–		–		0,05		0,35	●	0,1		+		●	–	–	
20% F. i. Tr.	40		–		0,04		–		–		+			–	–	
Romadur, 30% F. i. Tr.	–		–		–		–		–		+			–	–	
20% F. i. Tr.	–		–		–		–		–		+			–	–	
4. FRISCHKÄSE																
Doppelrahmkäse, 60% F. i. Tr.	320	●	–		0,04		0,28	●	–		0		● ●	–	–	
Schichtkäse, 20% F. i. Tr.	30		–		0,05		0,30	●	0,1		+		●	–	–	
10% F. i. Tr.	–		–		–		–		–		+			–	–	
Speisequark, 40% F. i. Tr.	–		–		–		–		0,1		+			–	–	
20% F. i. Tr.	–		–		0,05		0,30	●	0,1		+		●	–	–	
Magerstufe	11		–		0,04		0,31	●	0,1		1		●	–	–	
5. SCHMELZKÄSE																
Schmelzkäse, 45% F. i. Tr.	383	●	–		0,03		0,38	●	0,2		–		● ●	–	–	
halbfett, 20% F. i. Tr.	150	●	–		+		0,50	●	0,2		–		● ●	–	–	
Magerstufe, unter 10% F. i. Tr.	30		–		0,05		0,05		+		1			–	–	
FETTE UND ÖLE																
1. TIERISCHE FETTE UND ÖLE																
Butter (Süß- u. Sauerrahm)	653	■	2,2	●	+		0,02		+		+		■ ●	–	–	
Butterschmalz	890	■	3,6	●	–		–		–		0		■ ●	–	0	

■ = 50% oder mehr des Tagesbedarfs
+ = nur in Spuren vorhanden

● = 10–50% des Tagesbedarfs
– = keine Angaben bekannt

▲ = 5–10% des Tagesbedarfs
Ohne Kennzeichen: Weniger als 5% oder gar kein Gehalt
BA = Ballaststoffe / RF = Rohfaser

Lebensmittel 100 g	Vitamin / Tagesbedarf	A Retinol 900 µg		E Tocopherol 12 mg		B1 Thiamin 1,6 mg		B2 Riboflavin 2,0 mg		Niacin Niacin 15 mg		C Ascorbinsäure 75 mg		Vitamine Anteil	Ballaststoffe BA 50 g	Ballaststoffe RF 12 g	Ballaststoffe Anteil
Hammeltalg		–		0,5		–		–		–		–			–	–	
Lebertran		3000	■	3,3	●	–		–		–		–		■ ●	–	–	
Rindertalg		280	●	1,3	●	0		0		0		1		● ●	–	–	
Schweineschmalz		0		1,5	●	0		0		0		0		●	–	–	
2. PFLANZLICHE FETTE UND ÖLE																	
Baumwollsamenöl		+		52,0	■	–		–		–		–		■	–	–	
Erdnußöl		0		25,5	■	–		–		–		–		■	–	–	
Erdnußbutter		–		8,6	■	0,13	▲	0,13	▲	15,0	■	–		■ ▲ ▲ ■	–	8	■
Erdnußpaste (-mus)		–		–		0,12	▲	0,10	▲	16,2	■	0		▲ ▲ ■	–	2	●
Kokosfett, gereinigt		+		0,6	▲	0		0		0		–		▲	–	–	
Leinöl		–		5,2	●	–		–		–		–		●	–	–	
Maiskeimöl		23		31,1	■	–		–		–		–		■	–	–	
Margarine		588	■	13,6	■	–		–		–		+		■ ■	–	–	
Mayonnaise 80%ig		3		–		0,05		0,10	▲	0,2		6	▲	▲ ▲	–	–	
Olivenöl		–		13,2	■	–		–		–		–		■	–	–	
Palmöl		–		24,5	■	–		–		–		–		■	–	–	
Safloröl (Distelöl)		–		28,7	■	–		–		–		–		■	–	–	
Sesamöl		–		28,3	■	–		–		–		–		■	–	–	

Sojaöl	–		29,0	■	–		–		–		–		■	–	–	
Sonnenblumenöl	4		50,0	■	0		–		–		–		■	–	–	
Walnußöl	–		38,8	■	–		–		–		–		■	–	–	
GETREIDE UND GETREIDEERZEUGNISSE																
1. GETREIDE, MEHLE, SONSTIGE MAHLPRODUKTE																
Buchweizen, Korn, geschält	–		–		0,26	●	0,15	▲	3,9	●	0		● ▲ ●	–	2	●
Grütze	–		–		0,22	●	0,12	▲	3,8	●	0		● ▲ ●	–	1	▲
Vollmehl	–		2,1	●	0,58	●	0,15	▲	3,9	●	–		● ● ▲ ●	–	3	●
Helles Mehl	–		–		0,15	▲	0,08		2,1	●	–		▲ ●	+	+	
Gerste, Korn	0,25		0,6	▲	0,43	●	0,18	▲	4,8	●	0		▲ ● ▲ ●	7	2	●
Graupen	–		0,2		0,10	▲	0,08		3,1	●	0		▲ ●	–	1	▲
Grütze	–		2,3	●	0,20	●	0,08		3,1	●	0		● ● ●	–	1	▲
Mehl	–		–		0,16	●	0,08		5,5	●	0		● ●	–	1	▲
Grünkern, Korn	0		–		–		–		–		–			–	2	●
Mehl	0		–		–		–		–		–			–	2	●
Hafer, Korn	–		1,1	▲	0,60	●	0,17	▲	2,4	●	+		▲ ● ▲ ●	–	2	●
Flocken (Vollkorn)	–		3,0	●	0,45	●	0,15	▲	1,0	▲	–		● ● ▲ ▲	–	6,5	■
Flocken (Schmelzfl.)	–		4,0	●	0,45	●	0,15	▲	–		–		● ● ▲	–	6	■
Flocken (Instantfl.)	–		3,0	●	0,45	●	–		–		–		● ●	–	6	■

■ = 50% oder mehr des Tagesbedarfs
+ = nur in Spuren vorhanden

● = 10–50% des Tagesbedarfs
– = keine Angaben bekannt

▲ = 5–10% des Tagesbedarfs
Ohne Kennzeichen: Weniger als 5% oder gar kein Gehalt
BA = Ballaststoffe / RF = Rohfaser

Lebensmittel 100 g	Vitamin Tagesbedarf	A Retinol 900 µg		E Tocopherol 12 mg		B₁ Thiamin 1,6 mg		B₂ Riboflavin 2,0 mg		Niacin Niacin 15 mg		C Ascorbinsäure 75 mg		Vitamine Anteil	Ballaststoffe BA 50 g	Ballaststoffe RF 12 g	Ballaststoffe Anteil
Hafer, Grütze		–		–		0,60	●	0,22	●	–		0		● ●	–	2	●
Mehl		–		–		0,56	●	0,12	▲	0,9	▲	+		● ▲ ▲	–	1	▲
Hirse, Korn		–		–		0,26	●	0,14	▲	1,8	●	–		● ▲ ●	7	2	● ●
Mais, Korn		90	●	2,3	●	0,36	●	0,20	●	1,5	●	0		● ● ● ● ●	–	2	●
Pop-Corn		–		–		0,30	●	0,12	▲	1,2	▲	0		● ▲ ▲	–	2	●
Grieß (gelb)		120	●	–		0,15	▲	0,05		0,5		0		● ▲	–	–	
Vollmehl (gelb)		150	●	0,7	▲	0,37	●	0,11	▲	2,0	●	0		● ▲ ● ▲ ●	–	2	●
Mehl (aus entkeimtem Mais)		80	▲	–		0,40	●	0,10	▲	1,9	●	0		▲ ● ▲ ●	–	2	●
Reis, Korn, unpoliert		0		1,2	●	0,41	●	0,09		5,2	●	0		● ● ●	–	1	▲
poliert		0		0,4		0,06		0,03		1,3	▲	0		▲	+	+	
poliert, angereichert, roh		0		–		0,44	●	0,03		3,5	●	0		● ●	+	+	
poliert, anger., gekocht		0		–		0,11	▲	0,01		1,0	▲	0		▲ ▲	–	–	
Reis, Mehl		0		10,0	■	0,06		0,03		1,4	▲	–		■ ▲	+	+	
Roggen, Korn		60	▲	1,8	●	0,35	●	0,17	▲	3,0	●	0		▲ ● ● ▲ ●	11	2	● ●
Mehl, Type 815		0		0,5		0,18	●	0,09		0,6		–		●	1	+	
Mehl, Type 997		–		1,3	●	0,19	●	–		–		–		● ●	2	+	
Mehl, Type 1150		–		2,4	●	0,22	●	0,09		1,1	▲	–		● ● ▲	4	1	▲ ▲
Vollkornmehl/ Backschrot, Type 1800		45	▲	6,1	■	0,30	●	0,14	▲	2,9	●	0		▲ ■ ● ▲ ●	10	2	● ●

Keime	340	●	17,2	■	1,00	■	0,84	●	2,3	●	0		● ■ ■ ● ●	–	4	●
Speisekleie	–		–		–		–		–		–			42	8	■ ■
Weizen, Korn	70	▲	1,6	●	0,50	●	0,14	▲	5,1	●	–		▲ ● ● ▲ ●	9	2	● ●
Grieß	–		1,8	●	0,12	▲	0,04		1,3	▲	–		● ▲ ▲	–	–	
Mehl, Type 405	15		0,4		0,06		0,03		0,4		–			+	+	
Mehl, Type 550	25		–		0,11	▲	0,08		0,5		0		▲	+	+	
Mehl, Type 1050	–		–		0,22	●	–		–		–		●	2	+	
Vollkornmehl/ Backschrot, Type 1700	50	▲	0,8	▲	0,30	●	0,15	▲	4,8	●	–		▲ ▲ ● ▲ ●	9	2	● ●
Keime	160	●	12,0	■	2,00	■	0,72	●	4,5	●	0		● ■ ■ ● ●	–	2	●
Weizenkleie mit Keim	–		2,7	●	0,80	■	0,50	●	17,5	■	–		● ■ ● ■	50	–	■
2. STÄRKE – MEHLE																
Kartoffel – Stärke	–		–		–		–		–		0			+	+	
Mais – Stärke	–		–		–		0,01		0,03		0			+	+	
Reis – Stärke	0		–		–		–		–		0			+	+	
Tapioka – Stärke	0		–		0		0,10	▲	0		0		▲	+	+	
Weizen – Stärke	0		–		0		0		–		0			+	+	
3. BROTE																
Brötchen, Semmeln (Weizen – Brötchen)	+		–		0,10	▲	0,05		1,0	▲	0		▲ ▲	1	+	
Knäckebrot	0		4,0	●	0,20	●	0,18	▲	1,1	▲	0		● ● ▲ ▲	9	2	● ●

■ = 50% oder mehr des Tagesbedarfs
\+ = nur in Spuren vorhanden

● = 10–50% des Tagesbedarfs
– = keine Angaben bekannt

▲ = 5–10% des Tagesbedarfs
Ohne Kennzeichen: Weniger als 5% oder gar kein Gehalt
BA = Ballaststoffe / RF = Rohfaser

Lebensmittel 100 g	Vitamin Tagesbedarf	A Retinol 900 µg		E Tocopherol 12 mg		B_1 Thiamin 1,6 mg		B_2 Riboflavin 2,0 mg		Niacin Niacin 15 mg		C Ascorbinsäure 75 mg		Vitamine Anteil	Ballaststoffe BA 50 g	Ballaststoffe RF 12 g	Ballaststoffe Anteil
Pumpernickel		–		–		0,05		0,08		1,2	▲	0		▲	6	2	● ●
Roggenbrot		0		–		0,16	●	0,12	▲	1,1	▲	0		● ▲ ▲	3	1	▲ ▲
Roggenmischbrot		–		–		0,18	●	0,08		1,0	▲	0		● ▲	3	1	▲ ▲
Roggenschrot- und Vollkornbrot		80	▲	0,3		0,18	●	0,15	▲	1,1	▲	7	▲	▲ ● ▲ ▲ ▲	6	1	● ▲
Weizenbrot		–		0,1		0,09	▲	0,06		1,0	▲	0		▲ ▲	1	+	
Weizenmischbrot		–		–		0,14	▲	0,07		1,2	▲	0		▲ ▲	3	+	▲
Weizenschrot- und Vollkornbrot		–		0,4		0,23	●	0,15	▲	3,3	●	0		● ▲ ●	5	1	● ▲
Simonsbrot		–		–		–		–		–		0			6	1	● ▲
Steinmetzbrot		5		0,8	▲	0,20	●	0,08		3,5	●	0		▲ ● ●	5	1	● ▲
Toastbrot (Weizen-)		–		–		0,08	▲	0,05		1,0	▲	0		▲ ▲	1	+	
Zwieback, eifrei		–		–		–		–		1,5	●	–		●	–	–	
SONSTIGE BACKWAREN																	
Butterkeks		–		–		–		–		–		0			–	–	
Makronen		0		–		0,05		0,15	▲	0,5		0		▲	–	–	
Salzstangen, -brezeln		–		–		0,01		0,04		0,7		0			+	+	
Weihnachtsstollen		–		–		–		–		–		–			–	1	▲
FRÜHSTÜCKSFLOCKEN																	
Bran-Flakes (Kleiefl.)		1400	■	–		1,16	■	1,00	■	8,2	■	–		■ ■ ■ ■	30	7	■ ■

Corn-Flakes	–		0,3		1,80	■	2,00	■	1,7	●	–		■ ■ ●	3	–	▲
Müslimischung (Fertigprodukt)	64	▲	3,6	●	0,36	●	0,13	▲	2,2	●	48,6	■	▲ ● ● ▲ ● ■	5,5	–	●
TEIGWAREN																
Eierteigwaren (Nudeln)	60	▲	–		0,20	●	0,10	▲	2,0	●	–		▲ ● ▲ ●	+	+	
Spaghetti, eifrei	0		–		0,09	▲	0,06		2,0	●	–		▲ ●	+	+	
VERSCHIEDENES																
Bierhefe, getrocknet	+		–		14,0	■	4,00	■	4,0	●	+		■ ■ ●	7	2	● ●
Bäckerhefe	+		–		1,30	■	2,00	■	14,2	■	+		■ ■ ■	+	+	
Torulahefe	+		–		15,0	■	5,00	■	5,0	●	+		■ ■ ●	–	3	●
Puddingpulver i. D.	17		–		0,05		0,15	▲	+		+		▲	–	–	
HÜLSENFRÜCHTE																
Bohnen, weiß	100	●	4,0	●	0,46	●	0,16	▲	2,1	●	2		● ● ● ▲ ●	22	4	● ●
Erbsen, gelb, geschält	26		–		0,71	●	0,21	●	3,0	●	1		● ● ●	–	1	▲
Kichererbsen	45	▲	–		0,48	●	0,18	▲	1,6	●	4	▲	▲ ● ▲ ● ▲	–	1	▲
Linsen	25		–		0,43	●	0,26	●	2,2	●	–		● ● ●	–	4	●
Sojabohnen	95	●	15,3	■	1,00	■	0,50	●	2,5	●	+		● ■ ■ ● ●	–	4	●
Sojakeimlinge	–		–		0,18	●	0,15	▲	2,7	●	21	●	● ▲ ● ●	–	–	
Sojamehl, halbfett	25		–		0,83	■	0,36	●	2,6	●	–		■ ● ●	–	3	●
vollfett	20		21,0	■	0,77	●	0,28	●	2,2	●	0		■ ● ● ●			

■ = 50% oder mehr des Tagesbedarfs
\+ = nur in Spuren vorhanden

● = 10–50% des Tagesbedarfs
– = keine Angaben bekannt

▲ = 5–10% des Tagesbedarfs
Ohne Kennzeichen: Weniger als 5% oder gar kein Gehalt
BA = Ballaststoffe / RF = Rohfaser

Lebensmittel	Vitamin	A		E		B_1		B_2		Niacin		C		Vitamine	Ballaststoffe		
		Retinol		Tocopherol		Thiamin		Riboflavin		Niacin		Ascorbinsäure		Anteil	BA	RF	Anteil
100 g	**Tagesbedarf**	900 µg		12 mg		1,6 mg		2,0 mg		15 mg		75 mg			50 g	12 g	
Sojamilch		–		–		0,09	▲	0,04		0,2		0		▲	+	+	
Sojakäse		–		–		0,05		0,04		0,5		0			+	+	
KARTOFFELN UND KARTOFFELERZEUGNISSE																	
Kartoffeln, roh, frisch geerntet		2		–		0,10	▲	0,02		0,5		22	●	▲ ●	2	1	▲
Kartoffeln, gekocht		2		–		0,08	▲	0,01		0,4		20	●	▲ ●	1	1	▲
Kartoffelchips		10		–		0,02		0,01		3,4	●	8	●	● ●	–	–	
geröstete Kartoffeln		–		–		–		–		–		25	●	●	3	1	▲ ▲
Pommes frites		–		–		–		–		–		30	●	●	–	2	●
GEMÜSE																	
Artischocke, roh		17		–		0,14	▲	0,05		0,4		9	●	▲ ●	–	2	●
gekocht		15		–		0,12	▲	0,04		0,3		6	▲	▲ ▲	3	2	▲ ●
Aubergine, roh		5		–		0,04		0,05		0,6		5	▲	▲	3	1	▲ ▲
gekocht		5		–		0,03		0,03		0,4		–			–	–	
Avocado, roh		12		3,0	●	0,08	▲	0,15	▲	1,1	▲	13	●	● ▲ ▲ ▲ ●	2	2	●
Acerola, roh		18		–		0,03		0,06		0,4		1550	■	■	–	1	▲
Blumenkohl, roh		21		0,1		0,10	▲	0,11	▲	0,6		69	■	▲ ▲ ■	2	1	▲
gekocht		21		–		0,09	▲	0,08		0,5		45	■	▲ ■	2	1	▲
Bohnen, grün, frisch		60	▲	0,1		0,08	▲	0,11	▲	0,5		19	●	▲ ▲ ▲ ●	3	1	▲ ▲

gekocht	53	▲	–		0,07		0,09		0,5		12	●	▲ ●	3	1	▲ ▲
in Dosen	33		–		0,07		0,04		0,3		4	▲	▲	–	1	▲
Brokkoli, roh	316	●	0,5		0,10	▲	0,20	●	1,1	▲	110	■	● ▲ ● ▲ ■	4	2	▲ ●
Chicorée, roh	216	●	–		0,05		0,03		0,2		10	●	● ●	–	1	▲
Chinakohl, roh	13		–		0,03		0,04		0,4		36	●	●	–	1	▲
Dicke Bohnen	17		–		0,25	●	0,25	●	–		20	●	● ● ●	–	–	
Endivie, roh	333	●	–		0,06		0,10	▲	0,4		10	●	● ▲ ●	2	1	▲
Erbsen, grün, roh	63	▲	3,0	●	0,35	●	0,14	▲	2,9	●	27	●	▲ ● ● ▲ ● ●	5	2	● ●
gekocht	53	▲	–		0,28	●	0,11	▲	2,3	●	20	●	▲ ● ▲ ● ●	5	2	● ●
in Dosen	44	▲	–		0,10	▲	0,06		0,9	▲	9	●	▲ ▲ ▲ ●	6	1	● ▲
Feldsalat (Rapunzel)	650	■	–		0,07		0,08		0,4		26	●	■ ●	–	1	▲
Gemüsekonserven (Dosen) im Durchschnitt	53	▲	–		0,10	▲	0,05		0,6		9	●	▲ ▲ ●	–	–	
Grünkohl, roh	833	■	4,0	●	0,20	●	0,20	●	2,1	●	140	■	■ ● ● ● ● ■	–	2	●
gekocht	666	■	3,6	●	0,10	▲	0,10	▲	1,6	●	75	■	■ ● ▲ ▲ ● ■	–	2	●
Gurken, roh, ungeschält	28		–		0,02		0,03		0,2		+			+	1	▲
Essiggurken	–		–		+		0,02		–		–			–	–	
Salz-Dill-Gurken	–		–		+		0,02		–		+			–	1	▲
Kohlrabi, roh	2		–		0,06		0,04		0,3		66	■	■	–	1	▲
gekocht	2		–		0,06		0,03		0,2		43	■	■	–	1	▲

■ = 50% oder mehr des Tagesbedarfs
+ = nur in Spuren vorhanden

● = 10–50% des Tagesbedarfs
– = keine Angaben bekannt

▲ = 5–10% des Tagesbedarfs
Ohne Kennzeichen: Weniger als 5% oder gar kein Gehalt
BA = Ballaststoffe / RF = Rohfaser

Lebensmittel	Vitamin	A		E		B_1		B_2		Niacin		C		Vitamine	Ballaststoffe		
		Retinol		Tocopherol		Thiamin		Riboflavin		Niacin		Ascorbinsäure		Anteil	BA	RF	Anteil
100 g	**Tagesbedarf**	900 µg		12 mg		1,6 mg		2,0 mg		15 mg		75 mg			50 g	12 g	
Kohlrübe, roh		58	▲	–		0,07		0,07		1,1	▲	43	■	▲ ▲ ■	–	1	▲
gekocht		55	▲	–		0,06		0,06		0,8	▲	26	●	▲ ▲ ●	–	1	▲
Kopfsalat		150	●	0,4		0,06		0,08		0,4		10	●	● ●	2	1	▲
Kürbis		100	●	–		0,05		0,07		0,5		9	●	● ●	1	1	▲
Löwenzahnblätter, roh		1333	■	–		0.20	●	0,10	▲	0,8	▲	33	●	■ ● ▲ ▲ ●	–	2	●
Mais, ganzes Korn		90	●	2,3	●	0,36	●	0,20	●	1,5	●	0		● ● ● ● ●	–	2	●
Maiskörner in Dosen		–		0,1		–		–		–		–			1	–	
Maronen (Kastanien)		0		–		0,23	●	0,22	●	0,5		6	▲	● ● ▲	–	1	▲
Mangold		583	■	–		0,10	▲	0,20	●	0,6		39	■	■ ▲ ● ■	–	1	▲
Möhren, Karotten, Mohrrüben, roh		1100	■	0,6	▲	0,06		0,05		0,6		8	●	■ ▲ ●	3	1	▲ ▲
gekocht		1050	■	–		0,05		0,05		0,5		6	▲	■ ▲	3	1	▲ ▲
in Dosen		–		–		0,02		0,02		0,3		3			4	1	▲ ▲
Paprikaschoten (grün, gelb, rot), roh		100	●	0,7	▲	0,07		0,07		0,4		140	■	● ▲ ■	1	2	●
gedünstet		100	●	0,5		0,05		0,06		0,4		105	■	● ■	1	2	●
Pastinake, roh		4		–		0,08	▲	0,13	▲	0,9	▲	18	●	▲ ▲ ▲ ●	4	2	▲ ●
Porree (Lauch), Blätter, roh		333	●	2,0	●	0,12	▲	0,06		0,5		25	●	● ● ▲ ●	–	1	▲
Knolle, roh		–		2,0	●	0,10	▲	0,06		0,5		30	●	● ▲ ●	3	2	▲ ●
Portulak, roh		177	●	–		0,03		0,10	▲	0,5		22	●	● ▲ ●	–	1	▲

Radieschen, roh	4		–		0,04		0,04		0,2		27	● (hellgrün)	● (hellgrün)	1	1	▲ (hellbraun)
Rettich, roh	+		–		0,03		0,03		0,4		29	● (hellgrün)	● (hellgrün)	1	1	▲ (hellbraun)
Rhabarber, roh	12		0,2		0,02		0,03		0,2		10	● (hellgrün)	● (hellgrün)	3	1	▲ (dunkelbraun) ▲ (hellbraun)
gekocht	–		–		–		–		–		6	▲ (hellgrün)	▲ (hellgrün)	2	1	▲ (hellbraun)
Rosenkohl, roh	55	▲ (rot)	–		0,10	▲ (dunkelgrün)	0,16	▲ (orange)	0,9	▲ (dunkelblau)	102	■ (hellgrün)	▲ (rot) ▲ (dunkelgrün) ▲ (orange) ▲ (dunkelblau) ■ (hellgrün)	4	2	▲ (dunkelbraun) ● (hellbraun)
gekocht	52	▲ (rot)	–		0,08	▲ (dunkelgrün)	0,14	▲ (orange)	0,8	▲ (dunkelblau)	87	■ (hellgrün)	▲ (rot) ▲ (dunkelgrün) ▲ (orange) ▲ (dunkelblau) ■ (hellgrün)	3	2	▲ (dunkelbraun) ● (hellbraun)
Rote Bete (Rote Rüben), roh	2		–		0,03		0,05		0,4		10	● (hellgrün)	● (hellgrün)	3	1	▲ (dunkelbraun) ▲ (hellbraun)
gekocht	2		–		0,03		0,04		0,3		6	▲ (hellgrün)	▲ (hellgrün)	3	1	▲ (dunkelbraun) ▲ (hellbraun)
Rotkohl (Blaukraut), roh	5		–		0,07		0,05		0,4		50	■ (hellgrün)	■ (hellgrün)	3	1	▲ (dunkelbraun) ▲ (hellbraun)
Sauerampfer, roh	583	■ (rot)	–		–		–		–		47	■ (hellgrün)	■ (rot) ■ (hellgrün)	–	1	▲ (hellbraun)
Sauerkraut, abgetr., roh	20		–		0,03		0,05		0,2		20	● (hellgrün)	● (hellgrün)	2	–	
Schwarzwurzel, roh	3		6,0	■ (blau)	0,15	▲ (dunkelgrün)	0,03		0,3		4	▲ (hellgrün)	■ (blau) ▲ (dunkelgrün) ▲ (hellgrün)	–	2	● (hellbraun)
gekocht	–		–		0,08	▲ (dunkelgrün)	0,02		–		2		▲ (dunkelgrün)	–	2	● (hellbraun)
Sellerie, Blatt –	–		–		0,03		0,04		0,3		7	▲ (hellgrün)	▲ (hellgrün)	2	1	▲ (hellbraun)
Bleich –	3		–		0,05		0,08		0,6		7	▲ (hellgrün)	▲ (hellgrün)	2	1	▲ (hellbraun)
Knollen –	3		2,7	● (blau)	0,06		0,06		0,7		10	● (hellgrün)	● (blau) ● (hellgrün)	2	1	▲ (hellbraun)
Spargel, frisch, roh	50	▲ (rot)	2,1	● (blau)	0,14	▲ (dunkelgrün)	0,16	▲ (orange)	1,0	▲ (dunkelblau)	28	● (hellgrün)	▲ (rot) ● (blau) ▲ (dunkelgrün) ▲ (orange) ▲ (dunkelblau) ● (hellgrün)	–	1	▲ (hellbraun)
gekocht	–		–		0,09	▲ (dunkelgrün)	0,10	▲ (orange)	–		16	● (hellgrün)	▲ (dunkelgrün) ▲ (orange) ● (hellgrün)	2	1	▲ (hellbraun)
in Dosen	50	▲ (rot)	–		0,06		0,08		0,8	▲ (dunkelblau)	15	● (hellgrün)	▲ (rot) ▲ (dunkelblau) ● (hellgrün)	–	1	▲ (hellbraun)

■ = 50% oder mehr des Tagesbedarfs
+ = nur in Spuren vorhanden
● = 10–50% des Tagesbedarfs
– = keine Angaben bekannt
▲ = 5–10% des Tagesbedarfs
Ohne Kennzeichen: Weniger als 5% oder gar kein Gehalt
BA = Ballaststoffe / RF = Rohfaser

Lebensmittel	Vitamin	A		E		B_1		B_2		Niacin		C		Vitamine	Ballaststoffe		
		Retinol		Tocopherol		Thiamin		Riboflavin		Niacin		Ascorbinsäure		Anteil	BA	RF	Anteil
100 g	**Tagesbedarf**	900 µg		12 mg		1,6 mg		2,0 mg		15 mg		75 mg			50 g	12 g	
Spinat, roh		816	■	1,8	●	0,10	▲	0,20	●	0,6		51	■	■ ● ▲ ● ■	–	1	▲
gekocht		816	■	–		0,07		0,14	▲	0,5		28	●	■ ▲ ●	6	1	● ▲
in Dosen		533	■	–		0,02		0,10	▲	0,3		14	●	■ ▲ ●	–	1	▲
tiefgefroren		500	■	–		0,09	▲	0,16	▲	0,5		29	●	■ ▲ ▲ ●	–	1	▲
Süßkartoffeln (Batate), roh		–		–		0,06		0,05		0,6		17	●	●	3	1	▲ ▲
Tomate, roh		133	●	–		0,06		0,04		0,6		24	●	● ●	2	1	▲
gekocht		117	●	–		0,05		0,04		0,1		17	●	● ●	–	1	▲
in Dosen		117	●	–		0,05		0,04		0,1		18	●	● ●	1	1	▲
Mark, gesalzen		207	●	–		0,09	▲	0,06		1,5	●	9	●	● ▲ ● ●	–	1	▲
Topinampur, roh		2		–		0,20	●	0,06		1,3	▲	4	▲	● ▲ ▲	–	1	▲
Wegerich, roh		60	▲	–		0,05		0,05		0,7		20	●	▲ ●	6	–	●
gekocht		60	▲	–		–		0,01		0,3		3		▲	6	–	●
Weiße Rübe, roh		0		0		0,04		0,05		0,6		25	●	●	3	1	▲ ▲
gekocht		0		0		0,03		0,04		0,4		17	●	●	2	–	
Weißkohl, roh		10		–		0,05		0,05		0,3		47	■	■	3	1	▲ ▲
gekocht		10		–		0,04		0,04		0,3		33	●	●	3	1	▲ ▲
Wirsing, roh		12		–		0,05		0,07		0,3		50	■	■	–	1	▲
gekocht		12		–		0,04		0,06		0,3		35	●	●	–	1	▲

Zucchini	–		–		0,50	●	0,09		0,4		16	●	● ●	–	1	▲
Zuckermais, roh	120	●	–		0,15	▲	0,12	▲	1,7	●	12	●	● ▲ ▲ ● ●	4	1	▲ ▲
gedämpft	120	●	–		0,11	▲	0,10	▲	1,3	▲	7	▲	● ▲ ▲ ▲ ▲	5	1	● ▲
Zwiebel, roh	33		0,2		0,03		0,04		0,2		10	●	●	1	1	▲
getrocknet	50	▲	–		0,30	●	0,20	●	1,1	▲	42	●	▲ ● ● ▲ ●	–	5	●
KRÄUTER UND GEWÜRZE																
Brunnenkresse, roh	450	■	–		0,09	▲	0,20	●	0,7		51	■	■ ▲ ● ■	–	1	▲
Fenchelkraut, roh	783	■	6,0	■	0,20	●	0,10	▲	0,2		93	■	■ ■ ● ▲ ■	–	1	▲
Gartenkresse, roh	365	●	–		0,15	▲	0,19	●	1,8	●	60	■	● ▲ ● ● ■	–	1	▲
grüner Pfeffer, roh	200	●	0,8	▲	0,01		0,03		0,7		100	■	● ▲ ■	1	–	
gekocht	200	●	0,8	▲	0,01		0,02		0,6		60	■	● ▲ ■	1	–	
Knoblauch	–		–		0,20	●	0,08		0,6		14	●	● ●	–	1	▲
Meerrettich	4		–		0,14	▲	0,11	▲	0,6		114	■	▲ ▲ ■	–	3	●
Petersilienblatt	1207	■	–		0,14	▲	0,30	●	1,4	▲	116	■	■ ▲ ● ▲ ■	3	2	▲ ●
Petersilienwurzel	5		–		0,10	▲	0,10	▲	2,0	●	41	■	▲ ▲ ● ■	–	2	●
Schnittlauch	50	▲	–		0,14	▲	0,15	▲	0,6		47	■	▲ ▲ ▲ ■	–	2	●
Zwiebel, roh	33		0,2		0,03		0,04		0,2		10	●	●	1	1	▲
getrocknet	50	▲	–		0,30	●	0,20	●	1,1	▲	42	■	▲ ● ● ▲ ■	–	5	●

■ = 50% oder mehr des Tagesbedarfs
+ = nur in Spuren vorhanden

● = 10–50% des Tagesbedarfs
– = keine Angaben bekannt

▲ = 5–10% des Tagesbedarfs
Ohne Kennzeichen: Weniger als 5% oder gar kein Gehalt
BA = Ballaststoffe / RF = Rohfaser

Lebensmittel	Vitamin	A		E		B_1		B_2		Niacin		C		Vitamine	Ballaststoffe		
		Retinol		Tocopherol		Thiamin		Riboflavin		Niacin		Ascorbinsäure		Anteil	BA	RF	Anteil
100 g	Tagesbedarf	900 µg		12 mg		1,6 mg		2,0 mg		15 mg		75 mg			50 g	12 g	
PILZE																	
Birkenpilz		–		–		0,10	▲	0,44	●	4,9	●	7	▲	▲ ● ● ▲	–	3	●
Butterpilz		–		–		–		–		–		8	●	●	–	2	●
Champignon (Zucht-), roh		–		0,1		0,10	▲	0,45	●	4,7	●	4	▲	▲ ● ● ▲	2	1	▲
in Dosen		+		–		0,02		0,22	●	1,6	●	2		● ●	–	1	▲
Hallimasch		–		–		–		–		–		5	▲	▲	–	1	▲
Morchel (Speise-)		–		0,6	▲	0,13	▲	0,06		–		5	▲	▲ ▲ ▲	–	1	▲
Pfifferling, roh		–		0,1		0,02		0,23	●	6,5	●	–		● ●	–	–	
getrocknet		–		–		–		–		–		2			+	+	
Reizker		–		–		0,10	▲	0,06		–		6	▲	▲ ▲	–	3	●
Rotkappe		–		–		–		–		–		–			–	1	▲
Steinpilz, roh		–		0,6	▲	0,03		0,37	●	4,9	●	3		▲ ● ●	–	1	▲
getrocknet		–		0,2		–		–		–		–			–	8	■
Trüffel		–		–		–		–		–		–			–	6	■
NÜSSE UND SAMEN																	
Cashewnuß		30		1,2	●	0,43	●	0,25	●	1,8	●	–		● ● ● ●	–	1	▲
Erdnuß, frisch		–		12,0	■	0,50	●	0,10	▲	15,3	■	10	●	■ ● ▲ ■ ●	–	2	●
geröstet		110	●	8,7	■	0,32	●	0,13	▲	14,3	■	–		● ■ ● ▲ ■	–	3	●

Erdnußbutter	–		8,6	■	0,13	▲	0,13	▲	15,0	■	–		■ ▲ ▲ ■	–	2	●
Haselnuß	4		21,0	■	0,40	●	0,20	●	1,4	▲	3		■ ● ● ▲	–	4	●
Kastanie (Marone)	0		–		0,23	●	0,22	●	0,5		6	▲	● ● ▲	–	1	▲
Kokosnuß, reif	–		–		0,05		0,02		0,6		–			–	4	●
Kokosmilch	0		–		+		+		0,1		2			–	–	
Kokosraspel	–		0,06		0,04		0,60	●	–		–		●	24	–	●
Leinsamen, ungeschält	–		57,0	■	–		–		–		–		■	–	4	●
geschrotet	–		40,0	■	–		–		–		–		■	–	26	■
Lupinensamen (bitter), ungeschält	160	●	159,0	■	0,70	●	0,30	●	0,2		–		● ■ ● ●	–	9	■
Mandel	23		27,9	■	0,25	●	0,92	●	3,5	●	+		■ ● ● ●	–	3	●
Mohnsamen	–		4,0	●	–		–		–		–		●	–	–	
Paranuß	3		6,5	■	1,00	■	0,10	▲	1,5	●	2		■ ■ ▲ ●	–	3	●
Pinienkerne	8		–		1,30	■	0,23	●	4,5	●	–		■ ● ●	–	1	▲
Pistatienkerne	70	▲	–		0,65	●	–		1,5	●	–		▲ ● ●	–	2	●
Sesam – Samen (Kerne)	6		5,7	●	1,00	■	0,25	●	5,0	●	–		● ■ ● ●	–	5	●
Sonnenblumenkerne, geschält	–		21,8	■	1,90	■	0,20	●	5,8	●	–		■ ■ ● ●	–	3	●
Walnuß	10		4,5	●	0,35	●	0,10	▲	1,0	▲	15	●	● ● ▲ ▲ ●	–	2	●

■ = 50% oder mehr des Tagesbedarfs
+ = nur in Spuren vorhanden

● = 10–50% des Tagesbedarfs
– = keine Angaben bekannt

▲ = 5–10% des Tagesbedarfs
Ohne Kennzeichen: Weniger als 5% oder gar kein Gehalt
BA = Ballaststoffe / RF = Rohfaser

Lebensmittel	Vitamin	A		E		B$_1$		B$_2$		Niacin		C		Vitamine	Ballaststoffe		
		Retinol		Tocopherol		Thiamin		Riboflavin		Niacin		Ascorbinsäure		Anteil	BA	RF	Anteil
100 g	**Tagesbedarf**	900 µg		12 mg		1,6 mg		2,0 mg		15 mg		75 mg			50 g	12 g	
OBST																	
Ananas, roh		10		–		0,08	▲	0,03		0,2		20	●	▲ ●	1	+	
in Dosen		7		–		0,08	▲	0,02		0,2		7	▲	▲ ▲	1	+	
Apfel, geschält, roh		8		0,6	▲	0,03		0,03		0,2		7	▲	▲ ▲	2	1	▲
ungeschält, roh		–		–		0,03		0,02		0,1		4			–	1	▲
Mus, ungezuckert		7		–		0,02		0,02		0,1		2			2	1	▲
Apfelsine, roh		15		–		0,09	▲	0,04		0,4		50	■	▲ ■	–	1	▲
Aprikose, roh		298	●	0,5		0,04		0,05		0,7		10	●	● ●	2	1	▲
in Dosen		195	●	–		0,02		0,02		0,5		4	▲	● ▲	2	+	
Avocado, roh		12		3,0	●	0,08	▲	0,15	▲	1,1	▲	13	●	● ▲ ▲ ▲ ●	2	2	●
Acerola, roh		18		–		0,03		0,06		0,4		1550	■	■	–	1	▲
Banane, roh		38		0,5		0,05		0,06		0,7		11	●	●	3	1	▲ ▲
Birne, roh		6		0,4		0,03		0,04		0,2		4			2	2	●
in Dosen		1		–		0,01		0,02		0,1		2			2	1	▲
Brombeere, roh		53	▲	–		0,03		0,04		0,3		19	●	▲ ●	7	4	● ●
Cherimoya (Anone)		–		–		0,10	▲	0,08		–		13	●	▲ ●	–	–	
Clementine		30		–		0,04		0,01		0,1		36	●	●	–	–	
Ebereschenfrucht, süß		417	●	–		–		–		–		98	■	● ■	–	3	●

Erdbeere, roh	13		0,2		0,03		0,06		0,6		62	■	■	2	1	▲
in Dosen, gesüßt	–		–		0,01		0,03		0,3		30	●	●	1	+	
in Dosen, ungesüßt	9		–		0,01		0,03		0,4		20	●	●	–	1	▲
tiefgefroren, gesüßt	7		–		0,02		0,06		0,5		55	■	■	–	1	▲
Feige, roh	8		–		0,06		0,05		0,5		3			3	1	▲ ▲
Granatapfel	+		–		0,02		0,02		0,2		2			–	–	
Grapefruit, roh	3		–		0,05		0,03		0,2		41	■	■	1	+	
Guavas in Dosen, gesüßt	0		–		0,04		0,03		0,9	▲	180	■	▲ ■	4	–	▲
Hagebutten, roh	–		–		–		–		–		1250	■	■	–	3	●
Fleisch und Schale	–		–		–		–		–		1500	■	■	–	2	●
Heidelbeeren, roh	26		–		0,03		0,06		0,5		18	●	●	–	2	●
in Dosen, ungesüßt	8		–		0,01		0,01		0,2		10	●	●	–	1	▲
in Dosen, gesüßt	6		–		0,03		0,04		0,4		8	●	●	–	1	▲
tiefgefroren, ungesüßt	18		–		0,03		0,06		0,5		7	▲	▲	–	2	●
tiefgefroren, gesüßt	8		–		0,03		0,05		0,4		8	●	●	–	1	▲
Himbeeren, roh	7		–		0,03		0,07		0,6		25	●	●	7	4	● ●
in Dosen, gesüßt	–		–		0,01		0,06		0,3		5	▲	▲	5	1	● ▲
in Dosen, ungesüßt	5		–		0,01		0,04		0,5		9	●	●	–	3	●
tiefgefroren, gesüßt	4		–		0,02		0,06		0,6		21	●	●	–	2	●

■ = 50% oder mehr des Tagesbedarfs
+ = nur in Spuren vorhanden

● = 10–50% des Tagesbedarfs
– = keine Angaben bekannt

▲ = 5–10% des Tagesbedarfs
Ohne Kennzeichen: Weniger als 5% oder gar kein Gehalt
BA = Ballaststoffe / RF = Rohfaser

Lebensmittel	Vitamin	A		E		B$_1$		B$_2$		Niacin		C		Vitamine	Ballaststoffe		
		Retinol		Tocopherol		Thiamin		Riboflavin		Niacin		Ascorbinsäure		Anteil	BA	RF	Anteil
100 g	**Tagesbedarf**	900 µg		12 mg		1,6 mg		2,0 mg		15 mg		75 mg			50 g	12 g	
Holunderbeeren, roh		180	●	–		0,07		0,07		1,0	▲	27	●	● ▲ ●	–	7	■
Honigmelone, roh (Fruchtfleisch)		100	●	0,1		0,05		0,03		0,5		25	●	● ●	1	–	
Johannisbeeren, rot		7		0,2		0,04		0,03		0,2		36	●	●	8	4	● ●
schwarz		23		1,0	▲	0,05		0,05		0,3		189	■	▲ ■	9	3	● ●
weiß		0		–		0,08	▲	0,02		0,2		35	●	▲ ●	7	6	● ■
Kaki		–		–		–		–		–		10	●	●	–	–	
Kirschen, süß, roh		13		0,3		0,05		0,05		0,4		13	●	●	2	+	
in Dosen		7		–		0,03		0,02		0,2		4	▲	▲	+	+	
Kirschen, sauer		5		–		0,05		0,06		0,4		11	●	●	+	+	
Kiwi		–		–		–		–		–		150	■	■	–	–	
Korinthen, schwarz, roh		–		1,0	▲	0,03		0,06		0,3		200	■	▲ ■	9	–	●
rot, roh		–		0,1		0,04		0,06		0,1		40	■	■	8	–	●
Longanbeere, roh, ganze Frucht		–		0,3		0,02		0,03		0,4		35	●	●	6	–	●
in Dosen, gesüßt		70	▲	–		0,01		0,02		0,3		35	●	▲ ●	3	–	▲
Mandarinen, roh		57	▲	–		0,06		0,03		0,2		32	●	▲ ●	2	1	▲
Mango, roh		–		1,0	▲	0,03		0,04		0,3		30	●	▲ ●	–	2	●
in Dosen		–		–		0,02		0,03		0,2		10	●	●	–	1	▲
Maulbeere, roh, ganze Frucht		–		–		0,05		0,04		0,4		10	●	●	–	2	●

Melone, grün, rund, roh	–		0,1		0,05		0,03		0,5		25	●	●	1	–	
Mirabellen, roh	–		–		–		–		–		7	▲	▲	–	1	▲
Mispel, roh (Fruchtfleisch)	–		–		–		–		–		2			10	–	●
Moosbeeren, roh	3		–		0,03		0,02		0,1		11	●	●	–	1	▲
Nektarine, roh, ohne Stein	–		–		0,02		0,05		1,0	▲	8	●	▲ ●	2	–	
Obstkonserven im Durchschnitt	67	▲	–		0,03		0,02		0,3		10	●	▲ ●	–	–	
Olive, grün, mariniert	55	▲	–		0,03		0,08		0,5		0		▲	4	1	▲ ▲
schwarz, griech. Art	–		–		–		–		–		–			–	4	●
Papaya	–		–		–		–		–		50	■	■	–	–	
Passionsfrucht, roh, ohne Schale	10		–		–		0,10	▲	1,5	●	20	●	▲ ● ●	16	–	●
Pfirsich, roh	73	▲	0,6	▲	0,02		0,05		0,9	▲	8	●	▲ ▲ ▲ ●	1	1	▲
in Dosen	45	▲	–		0,01		0,02		0,6		4	▲	▲ ▲	1	+	
tiefgefroren, gesüßt	68	▲	–		0,01		0,04		0,7		8	●	▲ ●	+	+	
Pflaumen, roh	35		0,8	▲	0,08	▲	0,04		0,5		5	▲	▲ ▲ ▲	7	1	● ▲
Preiselbeeren, roh	3		–		0,02		0,02		0,1		12	●	●	–	2	●
Quitten, roh	10		–		0,03		0,03		0,2		14	●	●	–	2	●
Reineclaude, roh	30		–		–		–		–		6	▲	▲	3	1	▲ ▲
Sanddornbeeren, roh	250	●	–		0,03		0,21	●	0,3		450	■	● ● ■	–	1	▲
Satsuma	30		–		0,04		0,01		0,1		22	●	●	–	–	

■ = 50% oder mehr des Tagesbedarfs
\+ = nur in Spuren vorhanden

● = 10–50% des Tagesbedarfs
– = keine Angaben bekannt

▲ = 5–10% des Tagesbedarfs
Ohne Kennzeichen: Weniger als 5% oder gar kein Gehalt
BA = Ballaststoffe / RF = Rohfaser

Lebensmittel	Vitamin	A		E		B₁		B_2		Niacin		C		Vitamine	Ballaststoffe		
		Retinol		Tocopherol		Thiamin		Riboflavin		Niacin		Ascorbinsäure		Anteil	BA	RF	Anteil
100 g	**Tagesbedarf**	900 µg		12 mg		1,6 mg		2,0 mg		15 mg		75 mg			50 g	12 g	
Stachelbeeren, roh		35		–		0,02		0,02		0,3		34	●	●	3	2	▲ ●
Tangarine		93	●	–		0,04		0,01		0,1		23	●	● ●	–	–	
Wassermelone		58	▲	–		0,05		·0,08		0,3		10	●	▲ ●	–	1	▲
Weintrauben, roh		5		–		0,05		0,03		0,3		4	▲	▲	1	1	▲
Zitrone, roh, geschält		3		–		0,05		0,02		0,2		53	■	■	–	1	▲
TROCKENOBST, DÖRROBST																	
Apfel (geschwefelt)		–		–		0,08	▲	0,11	▲	0,7		11	●	▲ ▲ ●	–	4	●
Aprikose (geschwefelt)		770	■	–		0,01		0,13	▲	3,3	●	12	●	■ ▲ ● ●	–	3	●
Banane		13		–		0,20	●	0,20	●	2,8	●	7	▲	● ● ● ▲	–	2	●
Birne		21		–		0,01		0,18	▲	0,6		7	▲	▲ ▲	–	6	■
Dattel		5		–		0,07		0,09		2,0	●	2		●	9	2	● ●
Feige		8		–		0,11	▲	0,10	▲	1,0	▲	0		▲ ▲ ▲	19	6	● ■
Korinthen, rot und schwarz		–		–		0,03		0,08		0,5		0			7	–	●
Pfirsich		83	▲	–		0,01		0,19	▲	5,3	●	17	●	▲ ▲ ● ●	14	3	● ●
Pflaume		112	●	–		0,20	●	0,10	▲	1,7	●	4	▲	● ● ▲ ● ▲	16	2	● ●
Rosinen		30		–		0,10	▲	0,10	▲	0,5		1		▲ ▲	7	7	● ■
Sultaninen		30		0,7	▲	0,10	▲	0,08		0,5		0		▲ ▲	7	–	●

ZUCKER, SÜSSWAREN, KNABBEREIEN																
Brotaufstriche																
Erdnußbutter	–		8,6	■	0,13	▲	0,13	▲	15,0	■	–		■ ▲ ▲ ■	–	2	●
Honig (Bienenhonig) im Durchschnitt	+		–		+		0,05		0,1		1			0	0	
Marmelade/Konfitüre im Durchschnitt	–		–		+		+		0,2		2			–	1	▲
Nuß-Nougat-Creme	75	▲	–		0,06		0,20	●	–		7	▲	▲ ● ▲	–	–	
Erdnüsse, geröstet	110	●	8,7	■	0,32	●	0,13	▲	14,3	■	–		● ■ ● ▲ ■	–	3	●
Kakaomischung (Trinkschokolade)	–		7,0	■	1,00	■	1,00	■	10,0	■	50	■	■ ■ ■ ■ ■	2	–	
Kakaopulver, stark entölt	+		0,9	▲	0,40	●	0,40	●	3,0	●	0		▲ ● ● ●	–	–	
Kartoffelchips	10		–		0,02		0,01		3,4	●	8	●	● ●	–	–	
Marzipan	0		–		0,08	▲	0,22	●	1,5	●	+		▲ ● ●	–	1	▲
Nougat	0		8,4	■	0,12	▲	0,06		0,4		1		■ ▲	–	2	●
Oliven, grün, mariniert	55	▲	–		0,03		0,08		0,5		0		▲	4	1	▲ ▲
Popcorn, ungesüßt	–		–		0,30	●	0,12	▲	1,2	▲	0		● ▲ ▲	–	2	●
Salzgebäck (-stangen, -brezeln usw.)	–		–		0,01		0,04		0,7		0			+	+	
Schokolade, halbbitter	+		2,0	●	0,08	▲	0,08		0,7		0		● ▲	–	8	■
Vollmilchschokolade	+		1,9	●	0,10	▲	0,35	●	0,4		+		● ▲ ●	–	5	●
Vollmilch-Nuß-Schokolade	+		7,0	■	0,15	▲	0,32	●	0,6		1		■ ▲ ●	–	4	●
Sirup (Himbeersirup)	–		–		0,06		+		0,2		16	●	●	0	0	

■ = 50% oder mehr des Tagesbedarfs
+ = nur in Spuren vorhanden

● = 10–50% des Tagesbedarfs
– = keine Angaben bekannt

▲ = 5–10% des Tagesbedarfs
Ohne Kennzeichen: Weniger als 5% oder gar kein Gehalt
BA = Ballaststoffe / RF = Rohfaser

Lebensmittel 100 g	Vitamin Tagesbedarf	A Retinol 900 µg		E Tocopherol 12 mg		B1 Thiamin 1,6 mg		B2 Riboflavin 2,0 mg		Niacin Niacin 15 mg		C Ascorbinsäure 75 mg		Vitamine Anteil	Ballaststoffe BA 50 g	RF 12 g	Anteil
Zucker		0		0		0		0		0		0			0	0	
GETRÄNKE																	
Ananassaft, ungesüßt		8		–		0,05		0,02		0,2		9	●	●	+	+	
Apfelsaft		7		–		0,02		0,02		0,2		1			+	+	
Apfelsinen-/Orangensaft, frisch gepreßt		12		–		0,10	▲	0,03		0,4		52	■	▲ ■	+	+	
ungesüßte Handelsw.		12		–		0,08	▲	0,02		0,3		42	■	▲ ■	+	+	
Aprikosennektar, 40% Fruchtanteil		105	●	–		0,01		0,01		0,2		3		●	+	+	
Acerolasaft		–		–		0,02		0,06		0,4		1530	■	■	+	+	
Bier		–		–		–		–		–		–			–	–	
Birnennektar, 40% Fruchtanteil		+		–		+		0,02		+		+			+	+	
Fruchtsaftgetränke		0		–		–		–		–		–			–	–	
Gemüsesaft, im Durchschnitt		–		1,0	▲	–		–		–		28	●	▲ ●	–	–	
Granatapfelsaft		0		–		0,02		0,03		0,2		8	●	●	0	0	
Grapefruitsaft, ungesüßt		2		–		0,03		0,02		0,2		35	●	●	+	+	
gesüßt		+		–		0,03		0,02		0,2		35	●	●	+	+	
Himbeersaft, frisch gepreßt		7		–		0,03		–		–		25	●	●	–	–	
Holunderbeersaft		–		–		0,03		0,06		0,4		26	●	●	–	–	
Johannisbeersaft, rot		3		–		+		+		–		6	▲	▲	–	–	

schwarz	3		–		+		+		+		30	●		●	–	–	
Limonaden	–		–		–		–		–		–				–	–	
Mandarinensaft	42		–		0,06		0,03		0,2		32	●		●	+	+	
Mineralwasser	0		0		0		0		0		0				0	0	
Möhren-/Karottensaft im Durchschnitt	585	■	0,05		–		0,03		–		–		■		–	–	
Rote-Bete-Saft	–		–		–		–		–		3				–	–	
Sanddornsaft, i. D.	316	●	–		–		–		–		208	■	●	■	–	–	
Sauerkrautsaft	–		–		–		–		–		18	●		●	–	–	
Sekt	–		–		–		–		–		–				–	–	
Spinatsaft	–		–		–		–		–		29	●		●	–	–	
Tomatensaft	117	●	–		0,05		0,04		0,1		17	●	●	●	+	+	
Traubensaft	–		–		0,04		0,02		0,2		1				0	0	
Wein	–		–		–		–		–		–				–	–	
Weinbrand	–		–		–		–		–		–				–	–	
Whisky	–		–		–		–		–		–				–	–	
Zitronensaft	2		–		0,04		0,01		0,1		51	■		■	0	0	

■ = 50% oder mehr des Tagesbedarfs
+ = nur in Spuren vorhanden

● = 10–50% des Tagesbedarfs
– = keine Angaben bekannt

▲ = 5–10% des Tagesbedarfs
Ohne Kennzeichen: Weniger als 5% oder gar kein Gehalt
BA = Ballaststoffe / RF = Rohfaser

Praktische Beispiele für die gute Vitaminversorgung von groß und klein

Aller Anfang ist schwer – so sagt das Sprichwort. Vielleicht ist am Anfang eine Hilfe für den täglichen Umgang mit dem Vitaminfahrplan erwünscht. Drei Tips sollen beispielhaft den Einstieg in dieses Thema erleichtern.

Tip 1: Jeden Tag alle Vitamine.

Lebensmittel, die als typische Träger eines bestimmten Vitamins angesehen werden, sind in unseren Tabellen besonders gekennzeichnet. Sie gehören der Gruppe mit dem Symbol ■ an, das heißt, mit 100 g eines Lebensmittels aus dieser Gruppe kann mindestens die Hälfte des Tagesbedarfs an einem bestimmten Vitamin erreicht werden, manchmal sogar mehr. Wer jeden Tag alle Vitamine bei seiner Ernährung berücksichtigen möchte, kann sich aus den nachfolgenden Vorschlägen einen auswählen, der seinen täglichen Bedarf an dem entsprechenden Vitamin abdeckt. Wenn man aus jeder der folgenden sechs Tabellen je einen Vorschlag aussucht, würde das den Bedarf an allen sechs Vitaminen für einen ganzen Tag abdecken. Diese Nebentabellen sollen zeigen, wie man sich aus der Haupttabelle einen Speiseplan zusammenstellen kann.

Vitamin A

Der Tagesbedarf für einen Erwachsenen mit 900 µg läßt sich erreichen mit:

Lebensmitteln aus der Gruppe ■		
100 g	Grünkohl	voller Tagesbedarf
100 g	Rinderleber	
oder 200 g	Spinat tiefgefroren	voller Tagesbedarf
oder 50 g	Aal geräuchert	voller Tagesbedarf
50 g	Edelpilzkäse	
100 g	Mangold	

Vitamin E

Der Tagesbedarf für einen Erwachsenen beträgt 12 mg. Er läßt sich decken mit:

Lebensmitteln aus der Gruppe ■		
100 g	Vollkornmehl Gebäck	voller Tagesbedarf
100 g	Vollmilchnußschokolade	
oder 200 g	Erdnüsse geröstet	voller Tagesbedarf
oder 50 g 50 g 50 g 50 g	Margarine vitaminiert Reismehl Sojabohnen Schwarzwurzeln	voller Tagesbedarf

Vitamin B_1

Der Tagesbedarf für einen erwachsenen Mann liegt bei 1,6 mg. Diese Menge ist enthalten in:

Lebensmitteln aus der Gruppe ■		
150 g	Schweinefleisch mittelfett	voller Tagesbedarf
50 g	Weizenkleie mit Keimen	
200 g	oder Sojabohnen	voller Tagesbedarf
50 g 50 g 50 g 50 g	oder Kakaomischung Cornflakes Kalter Schweinebraten Sesamkerne	voller Tagesbedarf

Vitamin B_2

Der Tagesbedarf von 2,0 mg für einen erwachsenen Mann läßt sich decken mit:

Lebensmitteln aus der Gruppe ■		
100 g	Leberwurst mager	voller Tagesbedarf
100 g	Trockenvollei	
200 g	oder Kalbsleber	voller Tagesbedarf
50 g	oder Leberwurst mager	voller Tagesbedarf
50 g	Milchpulver	
50 g	Kakaomischung	
50 g	Volleipulver	

Niacin

Der Tagesbedarf an Niacin wird für Erwachsene mit 9 bis 15 mg angegeben. In den Empfehlungen dieser Tabelle wird die höhere Zahl zugrunde gelegt. Der Bedarf läßt sich decken mit:

Lebensmitteln aus der Gruppe ■		
100 g	Truthahn	voller Tagesbedarf
100 g	Sardinen	
200 g	oder Kaninchenfleisch	voller Tagesbedarf
50 g	oder Hühnerbrust	voller Tagesbedarf
50 g	Makrele	
50 g	Erdnußbutter	
50 g	Branflakes	

Vitamin C

Der Tagesbedarf für einen Erwachsenen liegt bei 75 mg. Er läßt sich decken durch:

Lebensmittel aus der Gruppe ■		
100 g	Blumenkohl	voller Tagesbedarf
100 g	Orange mittelgroß	
200 g	oder Erdbeeren	voller Tagesbedarf
50 g 50 g 50 g 50 g	oder Zitronensaft Weißkohl, roh Kiwi Grapefruit	voller Tagesbedarf

Durch die Lebensmittel der Gruppe mit dem Symbol ■ kann der Tagesbedarf an einem bestimmten Vitamin unter Umständen sogar mit einer einzigen Mahlzeit gedeckt werden. Es ist allerdings etwas mühsam, auf diese Weise noch genügend Abwechslung in den täglichen Speiseplan zu bringen.

Als Beispiel folgt anschließend ein Tagesspeiseplan, in dem die Vitamine A, E, B_1, B_2, Niacin und C in ausreichender Menge vorhanden sind. Er ist überwiegend aus den vorstehenden Lebensmittelbeispielen zusammengestellt worden.

Dieser Speiseplan läßt eine wichtige Tatsache erkennen, nämlich, daß in manchen Lebensmitteln verschiedene Vitamine in nennenswerten Mengen enthalten sind. Trinkschokolade trägt beispielsweise zur Versorgung mit den Vitaminen B_1 und B_2 bei, ebenso ist es bei Cornflakes. Mit Spinat kann nicht nur der volle Bedarf an Vitamin A, sondern auch an Vitamin C gedeckt werden. Die Lebensmittel, in denen sich mehrere Vitamine in bedeutenden Mengen verbergen, sind leicht im Tabellenteil des Buches, in der Spalte »Der Vitaminanteil auf einen Blick« zu finden.

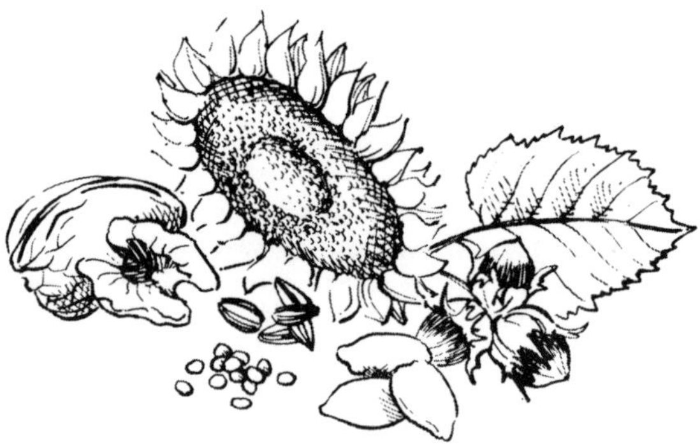

Tagesspeiseplan

Vitamin	A	E	B_1	B_2	Niacin	C
1. und 2. Frühstück						
Trinkschokolade Kakao aus 50 g Müsli mit 50 g Cornflakes			■	■		
50 g Sesamkernen als Brotbelag: 50 g kalter Schweinebraten (2. Frühstück)			■			
Mittagessen						
Rinderbraten 200 g Spinatgemüse dazu Dampf-Kartoffeln	■ ■					■ ■
Nachmittag						
200 g geröstete Erdnüsse		■ ■			■ ■	
Abendessen						
Wurstbrot mit 50 g magerer Leberwurst Rührei aus 50 g Trockenvollei dazu Brot und Getränk				■		
Zusammenfassung der Vitamine	■ ■	■ ■	■ ■	■ ■	■ ■	■ ■

Es handelt sich hier um einen Idealfall, der sich praktisch kaum verwirklichen läßt. Wichtig ist, daß man sich sehr abwechslungsreich ernährt, um so innerhalb einer Woche seinen ganzen Vitaminbedarf abzudecken.

Für Personen, deren Tagesbedarf von den angegebenen Richtwerten abweicht, werden für die einzelnen Vitamine die folgenden Empfehlungen gegeben:

(1 x ■ ● oder ▲ bedeutet je 100 g eines Lebensmittels aus der jeweiligen Gruppe.
2 x ■ ● oder ▲ bedeutet je 100 g von 2 verschiedenen Lebensmitteln aus der jeweiligen Gruppe usw.)

Vitamin A

(Normalbedarf für Erwachsene 900 µg)

Personen-gruppe	**Tages-bedarf**	**100 g Lebens-mittel aus ■**	**100 g Lebens-mittel aus ●**	**100 g Sonsti-ges ▲**
Säuglinge 0– 6 Monate	600 µg	■	●	▲
7–12 Monate **Kinder** 1– 3 Jahre 4– 6 Jahre	700 µg	■	●●●	
7– 9 Jahre 10–12 Jahre	800 µg	■	●●●●	
Schwangere ab 6. Monat	1200 µg	■■	●●●●	
Stillende	2000 µg	■■■■	●●	

Auch bei den oben angeführten Personengruppen, deren Tagesbedarf von dem Normalbedarf eines Erwachsenen abweicht, kann der Speiseplan auf Seite 67 eine Orientierungshilfe sein. Allerdings sollten, wie in der Tabelle angegeben, noch zusätzlich Lebensmittel verzehrt werden.

Vitamin E

(Normalbedarf für Erwachsene 12 mg)

Personen-gruppe	**Tages-bedarf**	**100 g Lebens-mittel aus ■**	**100 g Lebens-mittel aus ●**	**Sonstiges**
Säuglinge 0– 6 Monate 7–12 Monate **Kinder** 1– 3 Jahre	6 mg	■		
4– 6 Jahre	7 mg	■	●	
7– 9 Jahre	8 mg	■	●●	
10–12 Jahre	10 mg	■	●●●	
13–14 Jahre	11 mg	■	●●●●	
Stillende	20 mg	■■■	●●	

Als Orientierungshilfe dient auch hier der Speiseplan auf Seite 67.

Vitamin B_1

(Normalbedarf 1,6 mg)

Personengruppe	Tagesbedarf	100 g Lebensmittel aus ■	100 g Lebensmittel aus ●	Sonstiges ▲
Säuglinge 0– 6 Monate	0,4 mg		●●	▲
7–12 Monate	0,5 mg		●●●	
Kinder 1– 3 Jahre 4– 6 Jahre	0,7 mg 1,0 mg	 ■	●●●● ●	▲
7– 9 Jahre **Mädchen** 10–12 Jahre 13–14 Jahre	1,2 mg	■	●●	▲
Jungen 10–12 Jahre 13–14 Jahre **Mädchen** 15–18 Jahre **Erwachsene Frauen**	1,4 mg	■	●●●●	
Stillende	1,8 mg	■■	●	
Beispiel Tagesspeiseplan Seite 67. Kinder von 4–6 Jahren sollten allerdings zum Frühstück keine Sesamkerne und keinen kalten Schweinebraten essen. Statt dessen könnten sie zum Beispiel eine Pausenschnitte aus Vollkornbrot in den Kindergarten mitnehmen.				

Vitamin B_2

(Normalbedarf 2,0 mg)

Personen-gruppe	**Tages-bedarf**	**100 g Lebens-mittel aus ■**	**100 g Lebens-mittel aus ●**	**Sonstiges ▲**
Säuglinge 0– 6 Monate	0,5 mg	■		
7–12 Monate	0,6 mg	■		▲
Kinder 1– 3 Jahre	0,8 mg		●●●●	
4– 6 Jahre	1,1 mg	■		▲
7– 9 Jahre	1,6 mg	■	●●●	
Erwachsene Frauen	1,8 mg	■	●●●●	
Jungen 10–12 Jahre 13–14 Jahre **Mädchen** 15–18 Jahre	1,9 mg	■	●●●●	▲
Jungen 15–18 Jahre **Schwangere** ab 6. Monat	2,3 mg	■■	●	▲
Stillende	2,5 mg	■■	●●	▲

Für Kinder im Alter von 7–9 Jahren ist es besser, wenn sie zum Abendessen keine Leberwurst und auch kein Rührei bekommen. Statt dessen könnten sie zum Beispiel Sanddornquark (100 g Quark mit 100 g Früchten) essen. Wird der Quark mit Kondensmilch angerührt, so kommt ein weiterer Vitamin-B_2-Spender dazu.

Niacin

(Normalbedarf 15 mg)

Personen-gruppe	Tages-bedarf	100 g Lebens-mittel aus ■	100 g Lebens-mittel aus ●	Sonstiges
Säuglinge 0– 6 Monate	4 mg	■ oder	●●●	
7–12 Monate	6 mg		●●●●	
Kinder 1– 3 Jahre	8 mg	■		
4– 6 Jahre 7– 9 Jahre	14 mg	■	●●●●	
10–12 Jahre 13–14 Jahre **Jugendliche** 15–18 Jahre **Stillende**	16 mg	■■	●	
Schwangere ab 6. Monat	12 mg	■	●●●	

Beispiel Tagesspeiseplan Seite 67.

Vitamin C

(Normalbedarf 75 mg)

Personen-gruppe	**Tages-bedarf**	**100 g Lebens-mittel aus ■**	**100 g Lebens-mittel aus ●**	**Sonstiges**
Säuglinge 0– 6 Monate	35 mg	■		
7–12 Monate	60 mg	■	●●●	
Kinder 1– 3 Jahre 4– 6 Jahre 7– 9 Jahre	70 mg	■	●●●●	
Schwangere ab 6. Monat	100 mg	■■	●●●●	
Stillende	110 mg	■■	●●●●●	
		oder ■■■		

Beispiel Tagesspeiseplan Seite 67.

Tip 2: Jeden Tag auf ein anderes Vitamin achten.

Es ist nicht ganz leicht, jeden Tag alle Vitamine auf einmal mit der Nahrung zu sich zu nehmen und dabei auch noch den persönlichen Geschmack zu berücksichtigen. Der Wirklichkeit entspricht es eher, wenn innerhalb einer Woche jeden Tag auf ein anderes Vitamin besonders geachtet wird. Dadurch wird innerhalb eines längeren Zeitraumes der Vitaminbedarf besser erreicht, als dies ohne jegliche Kontrolle der Fall ist. Günstig ist es, wenn man in seinen Speiseplan die mit ● gekennzeichneten Lebensmittel aufnimmt. In den folgenden Beispielen sind jeweils 5 Lebensmittel der ●-Gruppe aufgeführt, die zusammen mindestens den halben Tagesbedarf an einem bestimmten Vitamin decken. Um den vollen Tagesbedarf zu erreichen, sollte noch jeweils 100 g eines mit ■ gekennzeichnetes Lebensmittel zusätzlich verzehrt werden.

Vitamin A

Lebensmittel aus der Gruppe ●		
100 g	weiße Bohnen	½ Tagesbedarf
100 g	Porree	
100 g	Tomaten i. Dosen	
100 g	Aprikosen i. Dosen	
100 g	Camembert 30%	

Um den vollen Tagesbedarf zu erreichen, sollte noch ein Lebensmittel aus der Gruppe mit ■ verzehrt werden, zum Beispiel 100 g Kleieflocken.

Auf eine ausreichende Vitamin-A-Versorgung könnte am Montag geachtet werden. Zum Mittagessen läßt sich aus den vorgeschlagenen Lebensmitteln – weiße Bohnen, Porree und Tomaten – ein Eintopf kochen. Die Aprikosen eignen sich als Nachspeise. Die 30 g Camembert ergeben einen Brotaufstrich zum Frühstück oder zum Abendessen. Kleieflocken können am Morgen in ein Müsli eingestreut und im weiteren Verlauf des Tages auch in andere Speisen gegeben werden.
Es gibt genügend Vitamin-A-reiche Lebensmittel, die für jeden Geschmack die Versorgung mit diesem Vitamin ermöglichen.

Vitamin E

Lebensmittel aus der Gruppe ●		
100 g	Truthahnbraten	½ Tagesbedarf
100 g	Porreeblätter	
100 g	Heringsfilet in Tomatensoße	
100 g	Müslimischung	
100 g	Walnüsse	
	oder	½ Tagesbedarf
200 g	Rotbarsch	
200 g	Selleriesalat	
100 g	Cashewnüsse	

Die Lebensmittel aus den Beispielen lassen sich gut zu verzehrsüblichen Portionen für das Mittagessen, Abendessen oder für Zwischenmahlzeiten verarbeiten.

Um zur vollen Deckung des Tagesbedarfs zu kommen, müßte noch jeweils ein Lebensmittel aus der ■-Gruppe zusätzlich verzehrt werden, zum Beispiel 100 g geröstete Erdnüsse.

Dienstags könnte der Vitamin-E-Tag sein. Zum Mittagessen könnte gebackenes Rotbarschfilet und Selleriesalat serviert werden. Als Zwischenmahlzeit sind Cashew- und Erdnüsse zu empfehlen.
Es ist verhältnismäßig leicht, den Tagesbedarf an Vitamin E durch Lebensmittel zu decken.

Vitamin B_1

Lebensmittel aus der Gruppe ●		
100 g	Hühnerbrust	½ Tagesbedarf
100 g	Aal geräuchert	
100 g	Naturreis	
100 g	Erbsen (gekocht) grün	
100 g	Haselnüsse	
Um den vollen Tagesbedarf zu erreichen, empfiehlt es sich, noch zusätzlich ein Lebensmittel aus der ■-Gruppe zu verzehren, zum Beispiel 100 g Paranüsse.		

Am Mittwoch wäre dann die Versorgung mit Vitamin B_1 an der Reihe. Aus den Lebensmitteln kann Erbsreis mit Geflügelfleisch als warme Mahlzeit bereitet werden. Geräucherter Aal läßt sich zum Abendessen reichen, und Haselnüsse eignen sich für eine Zwischenmahlzeit.

Es ist nicht ganz einfach den Tagesbedarf an diesem Vitamin zu decken. Nicht umsonst ist dieses Vitamin ein »Mangelvitamin« bei unserer Bevölkerung. Nur mit bewußtem Verzehr von Schweinefleisch, Vollkornprodukten (Keime) und Hefe ist eine zufriedenstellende Versorgung zu erreichen.

Vitamin B_2

Lebensmittel aus der Gruppe ●		
100 g	Ente	½ Tagesbedarf
100 g	Sanddornbeeren	
100 g	Pfifferlinge	
100 g	Steinpilze	
100 g	Magerquark	
Um den vollen Tagesbedarf zu erreichen, sollte noch ein Lebensmittel aus der ■-Gruppe verzehrt werden, zum Beispiel 100 g Leber.		

Donnerstags wäre auf die Vitamin-B_2-Versorgung zu achten. Aus den vorgeschlagenen Lebensmitteln kann ein leckeres Mittagessen, bestehend aus Entenbraten, Mischpilzen und als Nachspeise Sanddornquark, hergestellt werden. Es fehlt nur noch ein zusätzliches Lebensmittel aus der ■-Gruppe. Ein kleines Stück Leber könnte zum Beispiel schnell gebraten werden und wäre, zusammen mit einem Stück Brot, ein gutes Abendessen.

Der Vitamin-B_2-Bedarf ist schwer mit verzehrsüblichen Mengen zu decken. Eigentlich liefern nur Fleisch (speziell Innereien) und Wild das Vitamin in hohen Mengen.

Niacin

Lebensmittel aus der Gruppe ●		
100 g	Rindfleisch	½ Tagesbedarf
100 g	Naturreis	
100 g	Weizenvollkornbrot	
100 g	Grünkohl	
100 g	Jagdwurst	
Um den vollen Tagesbedarf decken zu können, bietet es sich an, noch ein Lebensmittel aus der ■-Gruppe zu verzehren, zum Beispiel 100 g Sardinen.		

Am Freitag sollte auf die Niacin-Versorgung geachtet werden. Zum Frühstück könnte es Vollkornbrot geben und zum Mittagessen Rindergulasch, Naturreis und Grünkohl. Jagdwurst und Sardinen (Lebensmittel aus der ■-Gruppe) blieben für das Abendessen.

Der Niacinbedarf läßt sich auf Dauer nur gut durch den Verzehr von Fleisch, Fleischwaren, Geflügel und Fisch decken. Wer diese Lebensmittel nicht ißt, muß auf wenige pflanzliche Produkte ausweichen, wie zum Beispiel auf Weizenkeime, Hefe und Erdnüsse.

Vitamin C

Lebensmittel aus der Gruppe ●		
100 g	Kartoffeln	½ Tagesbedarf
100 g	Bohnen grün	
100 g	Radieschen	
100 g	Banane	
100 g	Himbeeren	
Um auf die gesamte Bedarfsmenge für einen Tag zu kommen, ist zu empfehlen, noch ein Lebensmittel aus der ■-Gruppe zu verzehren, zum Beispiel 100 g Orange.		

Der Samstag könnte dem Vitamin C gehören. Aus Kartoffeln und grünen Bohnen ließe sich mit noch weiteren Zutaten ein pikanter Eintopf herstellen. Die Banane und die Himbeeren würden einen schmackhaften Obstsalat ergeben. Zwischendurch könnte eine Orange gegessen werden. Zum Abendessen könnte durch Radieschen die Vitamin-C-Versorgung abgerundet werden.
Der Bedarf an Vitamin C wird vorzugsweise aus frischen Gemüsen und Früchten gedeckt. Das ist im Sommer leichter als im Winter. Bei einiger Überlegung läßt sich aber auch der Engpaß in der kalten Jahreszeit überwinden.

Tip 3: Alle Vitamine auf einen Blick.

Wer selbst planen möchte, mit welchen Lebensmitteln er seinen Vitaminbedarf decken kann, sollte nur bei den Tabellen auf die Spalte »Der Vitaminanteil« achten. Die Lebensmittel, die mit mehreren Quadraten und Kreisen versehen sind, sind besonders gute Vitamin-Träger.
Bei der freien Planung ist es hilfreich, wenn man weiß, daß einige Vitamine, wie zum Beispiel Vitamin A und E, auf Vorrat gegessen werden können. Besonders bei Vitamin A finden sich mehrere Lebensmittel, die sehr viel dieses Vitamins enthalten. Unter Umständen kann mit 100 g eines Lebensmittels der Tagesbedarf mehrmals gedeckt werden. Wenn so ein Lebensmittel ausgewählt wurde, ist für ein paar Tage vorgesorgt. Andere Vitamine, zum Beispiel Vitamin C, werden vom Körper nicht gespeichert, sondern wieder ausgeschieden. Die Folge ist, daß bei diesen Vitaminen jeden Tag wieder neu auf eine ausreichende Versorgung geachtet werden muß. Eine Portion Leber deckt zum Beispiel für mehere Tage den Vitamin-A-Bedarf. Frisches Obst und Gemüse müssen aber täglich neu verzehrt werden, da Vitamin C vom Körper nicht gespeichert wird.

So stoppt man den »Vitaminklau«

Wer sich Tag für Tag Mühe gibt, auf bedarfsgerechte Vitaminversorgung zu achten, darf auf den letzten Schliff »guten Vitaminverhaltens« nicht verzichten. Das heißt, es muß verhindert werden, daß unnötig Vitamine bei der Zubereitung der Lebensmittel verlorengehen.
Wie bereits erläutert worden ist, handelt es sich bei Vitaminen um Stoffe, die auf verschiedene Umwelteinflüsse sehr empfindlich reagieren. Einige von ihnen vertragen keine Hitze, andere kein Licht oder sind sogar »licht- und luftscheu«. Damit im Haushalt die richtigen Vorsichtsmaßnahmen getroffen werden können, lohnt es sich schon, etwas mehr über die verschiedenen Eigenschaften der Vitamine zu wissen. Man kann sogar sagen, daß dieses Wissen überhaupt erst die Voraussetzung dafür ist, mit den Lebensmitteln richtig umzugehen.

Vitamin A

Es reagiert empfindlich auf den in der Luft enthaltenen Sauerstoff. Diese Empfindlichkeit wird noch erhöht, wenn zusätzlich Licht und Wärme auf das Vitamin einwirken. Wenn Vitamin-A-haltige Lebensmittel, wie etwa Möhren, im zerkleinerten Zustand längere Zeit in der Wärme oder sogar in der Sonne liegen, ist nach einer gewissen Zeit kein Vitamin A mehr in diesen Lebensmitteln zu finden.

Vitamin E

Dieses Vitamin reagiert ebenfalls sehr empfindlich auf den in der Luft enthaltenen Sauerstoff, dagegen machen ihm Wärme und Hitze (bis 200° C) weniger aus. Aber Tageslicht und ultraviolette Strahlen können das Vitamin zerstören. In Weizenkeimöl, das Vitamin E enthält, wird, wenn das Öl in der Sonne steht, das Vitamin gemindert. Normalerweise schadet die haushaltsmäßige Hitzebehandlung der Lebensmittel dem Vitamin E nicht. Werden jedoch Brat- und Backfette öfter hocherhitzt, dann kann davon ausgegangen werden, daß kein Vitamin E mehr darin enthalten ist.

Vitamin B_1

Diesem Vitamin macht Hitze nichts aus. Es leidet auch nur wenig unter dem Einfluß von Luftsauerstoff. Sehr schnell zerstören allerdings alkalische Lösungen (Laugen), schweflige Säure und Enzyme (in rohem Fisch) das Vitamin. Backpulver gehört zu den Stoffen, die eine Laugenwirkung ausüben. Der Zusatz von Backpulver zu Backwaren aus Vollkornmehl vermindert den Vitamin-B_1-Gehalt in diesen Backwaren.

Vitamin B_2

Es ist ebenfalls gegen Hitze wenig empfindlich. Licht und ultraviolette Strahlen schaden ihm jedoch. Die zerstörende Wirkung wird noch beschleunigt, wenn Luft an die Nahrung gelangt, wie es beispielsweise beim Kochen im offenen Topf geschieht.

Niacin

Nur bei diesem Vitamin ist bis jetzt noch kein Umwelteinfluß bekannt, der das Vitamin in nennenswerter Weise zerstört.

Vitamin C

Dieses Vitamin wird durch den Sauerstoffgehalt der Luft sehr stark angegriffen. Die Wirkung ist noch verheerender, wenn gleichzeitig Alkali (Laugen), Wärme und Metalle einwirken. Solche Metalle sind beispielsweise Eisen oder Aluminium. Wird Marmelade aus frischen Früchten gekocht und während des Erhitzens mit einem Eisenlöffel gerührt, dann bleibt kein Vitamin C mehr übrig. Die Beispiele machen deutlich, daß die Vitamine nicht nur keine einheitliche Gruppe bilden, sondern daß sie auch auf Umwelteinflüsse in unterschiedlicher Form reagieren. Jedes Vitamin beansprucht seine eigene Vorsichtsmaßnahme. Trotzdem lassen sich Regeln aufstellen, mit deren Hilfe Vitamine bei der Zubereitung der Nahrung besser erhalten bleiben.

10 Regeln für die vitaminschonende Zubereitung

Regel 1
Lebensmittel kühl und dunkel lagern.

Regel 2
Beim Putzen von Lebensmitteln nur das Nötigste wegschneiden.

Regel 3
Lebensmittel unzerkleinert waschen. Nie in Wasser liegen lassen.

Regel 4
Lebensmittel nicht unnötig stark zerkleinern.

Regel 5
Lebensmittel erst kurz vor dem Verzehr vor- und zubereiten.

Regel 6
Vitaminreiche Lebensmittel möglichst frisch und roh essen.

Regel 7
Lebensmittel schonend garen, richtige Gartemperatur und Garzeiten sind eine Voraussetzung dafür.

Regel 8
Fertige Speisen nicht lange warm halten.

Regel 9
Frische Kräuter kurz vor dem Verzehr zu den Speisen geben. Sie gleichen unvermeidliche Vitaminverluste wieder aus.

Regel 10
Merke: Luft, Wärme, Licht, Metalle sind die schlimmsten Feinde der Vitamine.

Wenn alle Vorsichtsmaßnahmen berücksichtigt werden, bleibt der Vitaminverlust bei der haushaltsmäßigen Verarbeitung der Lebensmittel gering. Trotzdem geht bei der Zubereitung immer ein Teil der Vitamine verloren. Die Höhe des Verlustes schwankt zwischen 15 bis 50 Prozent. In der Regel gehen von Vitamin B_2 bei schonender Zubereitung etwa 15 bis 20 Prozent verloren, bei Vitamin E bis zu 20 Prozent, bei Vitamin B_1 30 bis 50 Prozent und bei Vitamin C zirka 40 Prozent. Werden Fehler bei der Nahrungszubereitung gemacht, so können in extremen Fällen 100 Prozent der Vitamine zerstört werden. Es lohnt sich also, dem »Vitaminklau« auf die Finger zu sehen.

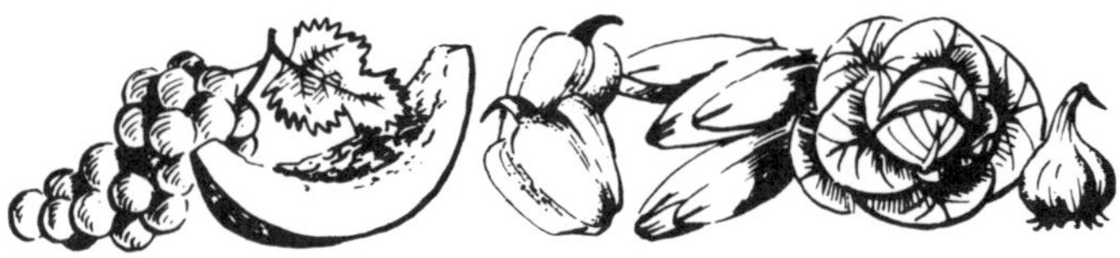

Unnötiger Ballast oder nötige Ballaststoffe?

Das Wort Ballast läßt an eine unnötige Last denken, die so schnell wie möglich abgeworfen werden sollte. Das Wort kommt aus dem Niederdeutschen und bedeutet »Barlast« – nur Last. Damit wurden und werden Gegenstände erheblichen Gewichts bezeichnet, die man benutzt, um etwas schwer zu machen – zu belasten. So werden Schiffe belastet, damit sie einen besseren Tiefgang bekommen, und Ballast in Form von Sandsäcken hält einen Fesselballon in bestimmter Höhe. Die Sandsäcke werden erst dann abgeworfen, wenn der Ballon größere Höhen erreichen soll. Auch die Verpackung einer Ware, für die bei einem Postpaket Porto mitbezahlt werden muß, wird Ballast genannt.

Unter den Bestandteilen der menschlichen Nahrung finden sich ebenfalls Ballaststoffe, und zwar sind diese vorwiegend pflanzlicher Herkunft. Sie galten lange Zeit als nur zufällig in der Kost enthaltene oder eigentlich unerwünschte Stoffe, als unnötige Belastung der Verdauungsorgane. Man setzte den Ballast in der Nahrung dem Ballast von Schiffen und Fesselballons gleich. Er galt als Beschwerungsmittel ohne eigentliche Funktion. Aber Schiffe ohne Ballast würden wie Nußschalen auf dem Wasser tanzen und könnten bei Sturm leichter sinken. Die Höhe eines Fesselballons läßt sich nur durch Ballast ausbalancieren. Ähnlich verhält es sich mit den Ballaststoffen in der menschlichen Nahrung. So ist in den letzten Jahren erkannt worden, daß sie die Balance beim Verdauungsvorgang halten.

Als Ballaststoffe werden die unverdaulichen Stoffe der Nahrung bezeichnet. Die Verdauungssäfte des menschlichen Verdauungstraktes können sie nicht abbauen. Sie werden entweder direkt mit dem Stuhl ausgeschieden oder dienen den Bakterien des Dickdarms als Nahrung. Trotzdem haben die unverdaulichen Ballaststoffe, wie noch nicht sehr lange bekannt ist, viele Vorteile. Ein Vorteil ist, daß sie die *Verweildauer der Speisen im Magen verlängern.* Das

bedeutet, daß das Sättigungsgefühl nach dem Verzehr von ballaststoffreichen Lebensmitteln länger anhält. Außerdem sind Lebensmittel mit hohem Ballaststoffgehalt weniger kalorienreich. Beides zusammen ist für Übergewichtige sehr günstig. Sie haben durch ballaststoffreiche Lebensmittel ein länger anhaltendes Sättigungsgefühl und führen sich weniger Kalorien zu.
Ein anderer Vorteil, vielleicht der wichtigste der Ballaststoffe, liegt darin, daß die *Durchgangszeit des Speisebreies durch den Darm verkürzt* wird. Die Zeit, die der Speisebrei bei verfeinerter Kost von der Nahrungsaufnahme bis zur Stuhlentleerung braucht, liegt durchschnittlich bei 72 Stunden. Die Reste einer ballaststoffreichen Kost können schon nach 36 Stunden Durchgangszeit ausgeschieden werden. Die verkürzte Durchgangszeit läßt sich auf die größere Menge des Speisebreies zurückführen, da bei guter Füllung der Darm angereizt wird, sich schneller zu bewegen und den Inhalt weiterzubefördern. Dadurch verringert sich auch die Bildung von giftigen Stoffen aus Nahrungsbestandteilen und Stoffwechselprodukten. Zum Beispiel können sich aus nitrathaltigen Gemüsen und Eiweißbestandteilen giftige Stoffe bilden. Diesen Giftstoffen, sie heißen Nitrosamine, wird krebserregende Wirkung zugesprochen. Je schneller der Speisebrei also den Darm passiert, desto weniger Giftstoffe entstehen. Zusätzlich haben die Ballaststoffe die Wirkung von kleinen Schwämmchen. Sie saugen die giftigen Stoffe auf und befördern sie nach draußen.
Neue Untersuchungen haben gezeigt, daß bei ballaststoffreicher Kost das Stuhlgewicht und die Häufigkeit der Stuhlentleerungen ansteigt. Darmträgheit ist ein Merkmal vieler Menschen in Wohlstandsländern. Es ist bekannt, daß in Ländern, in denen die tägliche Nahrung einen niedrigen Ballaststoffgehalt aufweist, gehäuft Dickdarmkrebs, Gallensteine und Herz- und Kreislauf-Erkrankungen auftreten. Was hat das Fehlen von Ballaststoffen im täglichen Essen mit diesen Krankheiten zu tun?
Beim Dickdarmkrebs gibt es sicher eine Verbindung zwischen langer Verweildauer des Speisebreies im Darm und der damit verbundenen längeren Kontaktzeit von Giftstoffen mit der Darmwand, was durch das Fehlen von Ballaststoffen forciert wird. Die Entstehung von Herz- und Kreislauf-Erkrankungen wird durch die Eigenschaft der Ballaststoffe, Cholesterin an sich zu binden, abgeschwächt. Cholesterin wird in der Leber gebildet und gelangt mit der Gallenflüssigkeit in den Darm. Bei Menschen mit einer Neigung zu Ablagerungen in den Blutgefäßen, bildet es in den Adern knotenartige Verdickungen. Die Ablagerungen verstopfen die Gefäße und machen sie weniger elastisch. Das

kann dann zu Herzinfarkt oder Schlaganfall führen. Wenn sich genügend Ballaststoffe im Darm finden, wird Cholesterin von ihnen gebunden und abtransportiert.
Bei schnellerer Darmpassage des Speisebreies ist der Abfluß der Gallenflüssigkeit aus der Leber und Galle beschleunigt. Das wirkt sich insofern günstig auf die Galle aus, als es weniger zu Stauungen und Steinbildung in der Galle kommen kann. Bei zuckerkranken Menschen stabilisiert ballaststoffreiche Kost den Zuckerstoffwechsel und kann in einigen Fällen die Einnahme von Tabletten zur Blutzuckersenkung hinausschieben.
Die ursprünglich als wertloser, unnötiger Ballast angesehenen Nahrungsbestandteile, die unverdaulich sind, haben lange Zeit wenig Beachtung gefunden. Erst seit jüngster Zeit ist darüber mehr bekannt geworden. Als Fazit dieser neuen Erkenntnisse kann gesagt werden:

Höhere Ballaststoffzufuhr führt zur Anregung der Darmtätigkeit, zur Zunahme der Stuhlmenge und Stuhlentleerungshäufigkeit. Das ist nötig, um Verstopfung, Darmkrebs, Gefäßschäden, Gallenleiden und Übergewicht zu verringern.
Ballaststoffe sind nötig – ballaststoffreiche Lebensmittel sollten täglich gegessen werden.

Die unverdaulichen Ballaststoffe sind überwiegend pflanzliche Faserbestandteile. Es handelt sich dabei um die Gerüstsubstanz und das Material der Zellwände von Pflanzen.
Ballaststoffe kommen im Magen-Darm-Kanal des Menschen als gequollene Teilchen, als Stückchen mit verschiedenen Formen, als zähflüssige Lösungen und als Flocken vor. Noch immer bereitet es Schwierigkeiten, die verschiedenen Stoffe folgerichtig einzuordnen, weil es sich um verschiedenartige Substanzen handelt. Einige wichtige und bekannte Vertreter der Ballaststoffe werden im folgenden aufgeführt.
Da ist zunächst die *Zellulose.* Sie ist eine organische Verbindung aus Glucosemolekülen, die durch den menschlichen Verdauungssaft nicht aufgespalten werden kann. So wandert die Zellulose aus Gemüsen, Früchten u. a. unverdaut durch den Darm und wird wieder ausgeschieden.
Auch *Hemizellulosen* (Halbzellulosen) kann der menschliche Verdauungssaft nicht abbauen. Hemizellulosen sind Füllsubstanzen, die pflanzliche Zell-

wände stützen und füllen. Die reife Kaffeebohne enthält Hemizellulosen. Die Ballaststoffe in der Kaffeebohne sind übrigens zum Teil löslich und zum Teil unlöslich. Die unlöslichen Bestandteile finden sich im Kaffeemehl. Die löslichen gehen in den Kaffeeaufguß über. Vermutlich flocken sie dann im Magen aus und bleiben unverdaulich. Auch im Hafer finden sich Hemizellulosen.

Pektinstoffe sind im Haushalt als Geliermittel gebräuchlich. Sie finden sich in der Natur zwischen den Zellen des Fruchtfleisches der Früchte. Bekannt ist die hohe Gelierfähigkeit von Quitten, Äpfeln, Johannisbeeren. Die Pektinstoffe sind ebenfalls unverdaulich. Wir benutzen sie zur Bereitung von Marmeladen, Gelees, Säften und Aspiks.

Die Beispiele zeigen, daß die Ballaststoffe den unterschiedlichsten Stoffgruppen zuzuordnen sind.

Ursprünglich wurden vor 100 Jahren, bei der Untersuchung von Futtermitteln für Tiere, Fasern gefunden, denen der Name *»Rohfaser«* gegeben wurde. Hauptsächlich handelte es sich dabei um Zellulose. Leider müssen die Untersuchungen nach dem Muster der Futtermittelkontrolle teilweise auch heute noch durchgeführt werden, weil es keine besseren Methoden gibt. Das Bild bleibt unvollständig, weil die vielen löslichen und gelierenden Ballaststoffe nicht erfaßt werden. Bei der Bestimmung von Rohfasern werden nur etwa ⅓ der auch für den Menschen wichtigen Ballaststoffe gefunden. Leider ist der Begriff »Rohfaser« auch heute noch immer gebräuchlich und stiftet allerlei Verwirrung.

Der Begriff *Ballaststoffe* ist der umfassendere und schließt den Begriff Rohfaser mit ein. Es ist aber nicht möglich, zahlenmäßig genau das Verhältnis von Rohfaser zu Ballaststoff auszudrücken. Sicher ist nur, daß ein hoher Rohfaseranteil in einem Lebensmittel auch auf einen hohen Ballaststoffanteil schließen läßt. Einige Ernährungswissenschaftler empfehlen die Benutzung eines Umrechnungsfaktors, wenn Rohfaserangaben auf Ballaststoffmengen übertragen werden sollen. Leider schwanken die empfohlenen Faktoren zwischen 1,1 und 6. Das hängt damit zusammen, daß in den Lebensmitteln der Anteil von Nicht-Rohfaserstoffen unterschiedlich hoch ist. Es hängt aber auch von den Untersuchungsmethoden ab, die die Forscher bei den Untersuchungen einsetzen. In der Ernährungswissenschaft wird an der Entwicklung von Methoden gearbeitet, mit deren Hilfe die Gesamtballaststoffmengen in den Lebensmitteln erfaßt werden können. Bis brauchbare Ergebnisse vorliegen, müssen die Begriffe Rohfaser und Ballaststoffe nebeneinander benutzt werden.

Jeden Tag die richtige Ballaststoffmenge

Ballaststoffe sind Nahrungsbestandteile, die der menschliche Körper täglich braucht. Darüber besteht kein Zweifel. Schwierigkeiten gibt es jedoch, wenn zu überlegen ist, wieviele davon täglich aufgenommen werden sollen. Es bestehen einfach noch zu viele Unklarheiten über die in den Lebensmitteln enthaltenen und für den Menschen bedeutsamen Ballaststoffe. Die Frage, bei welcher Ballaststoffmenge pro Tag die besten gesundheitlichen Voraussetzungen gegeben sind, bleibt offen. Langsam tasten sich die Forscher an den Kern der Sache heran. Einige empfehlen die Ballaststoffmenge, die die Menschen vor 100 Jahren zu sich genommen haben. Die Begründung dafür sehen sie in dem guten Gesundheitszustand der damaligen Menschen. Vor allem sollen damals keine Dickdarmerkrankungen aufgetreten sein. Dabei wird aber vergessen, daß der Gesundheitszustand der Menschen damals und heute noch von vielen anderen Umständen als nur von der Ballaststoffzufuhr beeinflußt wurde und wird. Eine Wiederholung der Lebensumstände, wie sie vor 100 Jahren geherrscht haben, ist nicht ohne weiteres möglich.

Andere Ernährungsforscher legen ihren Empfehlungen den Zusammenhang zwischen Ballaststoffgehalt der Nahrung, Stuhlentleerungshäufigkeit und Stuhlgewicht sowie Darmpassagezeit zugrunde. Bevölkerungsgruppen, die nicht an Darmkrankheiten leiden, haben einen höheren Anteil an Ballaststoffen in der Kost. Das ist verbunden mit höherem Stuhlgewicht und kürzerer Darmpassagezeit. Bevölkerungsgruppen mit geringer Ballaststoffzufuhr durch die Nahrung (zum Beispiel in Nordamerika und Westeuropa) erkranken häufiger an Dickdarmleiden. Bei ihnen finden sich durchschnittlich niedrigere Stuhlgewichte und eine längere Verweildauer des Speisebreies im Magen-Darm-Kanal.

Zweierlei können uns die Untersuchungen zeigen. Einmal ist zu erkennen, daß es sehr schwer ist, die Verhütung von bestimmten ernährungsabhängigen Erkrankungen ganz genau in eine Empfehlung für die täglich wünschenswerte Ballaststoffmenge zu übertragen, nur zwischen weit auseinanderliegenden Werten läßt sich ein Unterschied herausstellen. Andererseits fällt auf, daß in den genannten Untersuchungen der Begriff Rohfaser benutzt wird und nicht Ballaststoffe.

Wie im vorangegangenen Kapitel bereits erklärt worden ist, gibt es den Begriff »Rohfaser« schon seit 100 Jahren. Alle bisher durchgeführten Untersuchungen sind auf diesem Begriff aufgebaut. Rohfaser ist aber nur ein unvollständiger Begriff, der nicht alle für den Menschen wichtigen Ballaststoffe einschließt. Empfehlungen, die auf *Rohfaserangaben* beruhen, schwanken zwischen 8–25 g pro Tag. *12 g/Tag* sind wirklichkeitsnah und werden auch mehrfach genannt. Nur wenige neue Untersuchungen beziehen sich auf alle für den Menschen wirksamen Ballaststoffe, also Hemizellulosen, Pektinstoffe u. a. Auf der Grundlage dieser neueren Untersuchungen werden tägliche Ballaststoffmengen zwischen 30 und 100 g pro Tag empfohlen. Bei 50–60 g Ballaststoffen pro Tag konnte auch eine Verminderung der Blutfettwerte (zum Beispiel Cholesterin) festgestellt werden. Die Deutsche Gesellschaft für Ernährung gibt bis jetzt noch keine Empfehlungen für die wünschenswerte Zufuhr von Ballaststoffen heraus.

In der Empfehlung der vorliegenden Tabelle wird von *50 g Ballaststoffen* pro Tag ausgegangen. Bevor die Vorschläge der Tabelle erläutert werden, muß zuvor noch ein Wort zu den Umrechnungsfaktoren gesagt werden. Der Anteil der Rohfasern an der Gesamtballaststoffmenge ist beispielsweise bei Obst und Gemüse höher als bei Getreide oder Hülsenfrüchten. Für Mischobst kann ein durchschnittlicher *Umrechnungsfaktor von 4* angegeben werden. Multipliziert man die Empfehlungen von 12 g Rohfaser pro Tag mit 4, so stimmt die auf diese Weise ermittelte Zahl 48 gut mit der empfohlenen Ballaststoffmenge von 50 g pro Tag überein. Diese Menge bietet sich für eine Empfehlung an, auch wenn sie nach dem heutigen Kenntnisstand noch nicht bestätigt worden ist. Der Verbraucher möchte aber schon heute sein Verhalten an einer Richtlinie messen und nach dem Motto leben: Es ist besser etwas zu tun, als vergeblich auf das Vollkommene zu warten.

In den Tabellen der Vitaminangaben finden sich auch die Angaben über den Anteil der Ballaststoffe in den einzelnen Lebensmitteln. Als Tagesbedarfsmenge für Ballaststoffe wird in der Überschriftszeile ein Wert von 50 g angegeben.

Allerdings taucht bei den Angaben über Ballaststoffe eine Schwierigkeit auf. Denn bei der Bestimmung des Anteils der Ballaststoffe in den Lebensmitteln wurde mit unterschiedlichen Methoden gearbeitet. Teilweise liegen Analysenwerte für Rohfaser vor und teilweise für ballaststoffwirksame Inhaltsstoffe. Wir haben deshalb in der Tabelle immer dann, wenn beide Werte, nämlich für Rohfaser und Ballaststoffe, vorgelegen haben, auch beide Werte in die Tabelle aufgenommen. Wenn nur der eine oder andere Wert bekannt ist, konnte auch nur dieser Wert eingesetzt werden. Das sieht in der Tabelle, zum Beispiel bei Knäckebrot, so aus: In der Ballaststoffspalte steht der Zahlenwert 9 und in der Rohfaserspalte findet sich der Wert 2. Das heißt, daß in 200 g Knäkkebrot 9 g Ballaststoffe vorliegen und davon sind 2 g Rohfaser. Bei einigen Lebensmitteln gibt es nur einen Wert, zum Beispiel bei Pommes frites steht – und 2. Das bedeutet, daß in 100 g Pommes frites 2 g Rohfasern enthalten sind. Der Ballaststoffwert ist nicht vorhanden. Manchmal findet sich auch ein »+«. Das bedeutet, es sind zwar Ballaststoffe in dem Lebensmittel enthalten, aber nur in Spuren, zum Beispiel bei Gurken, roh, ungeschält + und 1. Die Ballaststoffe in der Gurke liegen in Spuren vor, die Rohfaser beträgt 1 g bei 100 g. Die Bewertung des Ballaststoff- und des Rohfaseranteils in den Lebensmitteln erfolgt wie bei den Vitaminen durch die Symbole ■ ● ▲.

Anders als bei den Vitaminen ist es bei den Ballaststoffen nicht so leicht, mit nur wenigen hochprozentigen Lebensmitteln den Tagesbedarf zu decken. Nur wenige ausgefallene Lebensmittel können den halben Tagesbedarf dekken, zum Beispiel 100 g Haferflocken, 50 g Speisekleie (100 g decken den vollen Tagesbedarf), 100 g Kleieflocken, 100 g geschroteter Leinsamen, 100 g rohe Holunderbeeren. Man kann nicht auf einmal 100 g Haferflocken oder 50 g Kleie essen. Drei Eßlöffel voll Kleie sind etwa 10–12 g. Für einen Haferflockenbrei benötigt man pro Person 25 g – aber 100 g sind einfach zu viel. Weil es schwer ist, sich ausreichend mit Ballaststoffen zu versorgen, wird ein Tagesspeiseplan als Beispiel vorgestellt. Um ganz sicher den Tagesbedarf zu erreichen, wird vom ungünstigeren Anteilswert der Symbole ausgegangen.

Mahlzeit/Speisenfolge	Lebensmittel	Menge
1. Frühstück	Kaffee oder Tee	
	Kondensmilch	10 g
	Vollkornbrot 2 Scheiben	100 g
	Butter	10 g
	Edamer Käse 40%	30 g
	Konfitüre	20 g
2. Frühstück	frisches Obst entweder Brombeeren 100 g oder Himbeeren 100 g oder Heidelbeeren 100 g	je 100 g
Mittagessen	Mettwurst	125 g
	Grünkohl	100 g
	Fett	10 g
	Kartoffeln	100 g
	Salz, Gewürze	
	Backobstdessert aus Äpfeln, Pflaumen, Aprikosen insgesamt	50 g
	Zucker	10 g
	Sahne	20 g
	Mandelstifte	10 g
Nachmittag	Kaffee oder Tee	
	Kondensmilch	10 g
	Kekse	30 g
Abendessen	kaltes Geflügelfleisch	100 g
	Tomaten	100 g
	Weizenschrotbrot	100 g
	Butter	10 g
	Fruchtsaftgetränk	

Mit den Lebensmitteln dieses Speiseplans kann man auf jeden Fall zumindest den halben Tagesbedarf an Ballaststoffen decken. Mit Hilfe der großen Tabelle kann man sich nach diesem Muster eigene Menüs erstellen.

Der Speiseplan liefert also nur die Hälfte der wünschenswerten Zufuhr an Ballaststoffen. Er muß ergänzt werden. Dazu bieten sich mehrere Möglichkeiten an. Wer es gerne mag, kann aus der Gruppe der Lebensmittel mit ■ 100 g zusätzlich verzehren.
Es ist aber auch möglich, noch 500 g an Lebensmitteln aus der Gruppe mit ● zusätzlich in den Speiseplan einzubauen: Da ließe sich zunächst der Brotverzehr durch zwei Scheiben Brot erhöhen.
Dann kann die Gemüseportion durch 100 g Grünkohl verdoppelt werden. Auch ein kleiner Apfel kann noch gegessen werden.
Zum ersten oder zweiten Frühstück empfiehlt sich eine Müslimischung, denn 100 g Müsli zusätzlich deckten mindestens 10 Prozent des Tagesbedarfs. Zwischendurch kann man noch 100 g Erdnüsse knabbern.
Geht man bei all diesen mit ● gekennzeichneten Lebensmitteln davon aus, daß mindestens 10 Prozent des Tagesbedarfs an Ballaststoffen durch 100 g jedes dieser Lebensmittel gedeckt werden, dann kann zusammen mit diesen zusätzlichen Lebensmitteln und den Lebensmitteln des Speiseplans der volle Tagesbedarf erreicht werden. Wahrscheinlich bekommt der Körper sogar noch mehr an Ballaststoffen zugeführt, da die Empfehlungen vorsichtshalber auf dem niedrigeren Anteilswert fußen.
Bei den bei uns üblichen Eßgewohnheiten fällt es leichter, den Bedarf an Ballaststoffen durch den Verzehr von mit ● gekennzeichneten Lebensmitteln zu decken. Sie lassen sich, das macht der Speiseplan und seine Ergänzung deutlich, leicht einbauen. Man muß es nur wissen!
Brot ist die Nummer eins bei den ballaststoffreichen Lebensmitteln. Schon die Erhöhung des Brotverzehrs allein trägt erheblich zur Verbesserung der Ballaststoffversorgung bei. Daneben kann die Aufnahme von mehr *Getreideprodukten,* wie Haferflocken, Gerste, Grünkern, Vollkornschrot, Müsli, in den Speiseplan zur Versorgung beitragen. Mehr *Kartoffeln* und *Frischobst* in der Kost runden den gesunden Speiseplan ab.

Für alle, die ihren Ballaststoffspeiseplan genau berechnen wollen, noch ein paar Tips:

1. Wenn ein Ballaststoffwert in der Tabelle vorliegt, wird dieser vorzugsweise genommen und nicht der Rohfaserwert.
2. Die auf 100 g bezogenen Ballaststoffwerte auf die Lebensmittelmenge umrechnen und dann alle Teilergebnisse zusammenzählen.
3. Wenn *nur* Rohfaserwerte vorliegen, müssen diese benutzt werden.
4. Alle auf 100 g bezogenen Rohfaserwerte auf Lebensmittelmengen umrechnen und die Teilergebnisse zusammenzählen. Danach die Gesamtsumme mit dem Faktor 4 multiplizieren.
5. Die Ballaststoffwerte und die hochgerechneten Rohfaserwerte ergeben zusammen den gesamten Ballaststoffanteil des Menüs.

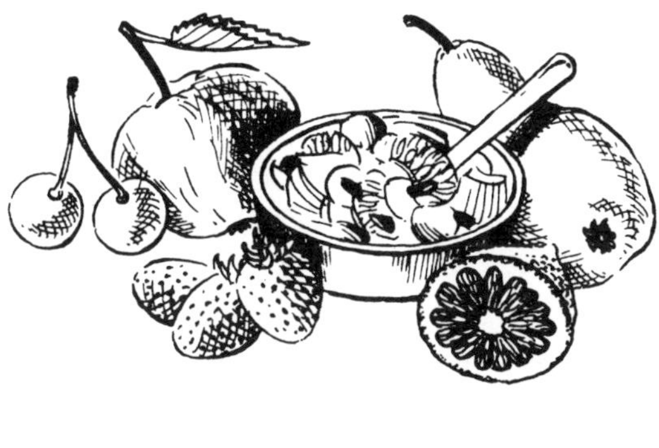

Vom Sinn und Unsinn der Vitamin- und Ballaststoffpräparate

Jeden Tag eine ausgewogene Nahrung zusammenzustellen, ist nicht einfach. Welche Mühe macht es allein schon, auf die richtige Kalorienmenge zu achten. Darüber werden viel zu leicht Vitamine und Ballaststoffe vergessen. Aber gibt es nicht Vitamintabletten und Kleietabletten und für den Notfall auch Abführmittel? Handelt es sich bei diesen Präparaten um sinnvolle Hilfsmittel oder gefährliche Verführer? Die Tabletten stehen verordnungsfrei jedem zur Verfügung. Nicht nur in Apotheken und Drogerien, sondern auch im Supermarkt ist für jeden Geschmack etwas dabei. Was soll ausgewählt werden?

Vitamine

Sinnvoll kann es in den Wintermonaten sein, Vitamin-C-Tabletten zu nehmen. In dieser Zeit werden Frischgemüse und Frischobst geringer angeboten und dadurch fehlt in der Kost Vitamin C. Meistens droht in der kalten Jahreszeit auch noch eine Erkältung. Da ist es schon angebracht, auf eine gute Vitamin-C-Versorgung zu achten. Gefährlich können Vitamin-C-Tabletten nicht werden, denn überschüssig zugeführtes Vitamin C wird ausgeschieden. Allerdings müssen Diabetiker darauf achten, daß die Tabletten keinen Zucker enthalten. Übrigens sollten auch Übergewichtige zuckerfreie Tabletten wählen, denn sie haben weniger Kalorien. Ständiges Lutschen von Bonbons fördert das Entstehen von Zahnfäule (Karies). Da ist die in Wasser aufgelöste Tablette günstiger. Sinnvoll kann auch die Einnahme von Vitaminen der B-Gruppe sein, denn es ist für viele Verbraucher schwer, sich mit der üblichen Kost ausreichend damit zu versorgen.
Ungefährlich sind auch Multivitaminpräparate, in denen Vitamine in den Mengen vorliegen, die dem Tagesbedarf entsprechen. Von einem Präparat, in

dem pro Tablette beispielsweise 1,1 mg Vitamin B_1, 1,5 mg B_2 und 75 mg Vitamin C enthalten sind, kann pro Tag ruhig eine Tablette genommen werden, falls nicht außerdem noch andere Präparate notwendig sind. Vor dem Griff zur Vitamintablette muß sorgfältig die Packungsaufschrift gelesen werden und ein Vergleich mit den Empfehlungen für die tägliche Zufuhr darf nicht fehlen. Ungefährlich sind auch vitaminhaltige Säfte, wenn sie mit dem Gesamttagesbedarf in Einklang gebracht werden können. Für einige Vitamine gibt es eine obere Grenze für die Aufnahmemöglichkeit durch den Darm in die Blutbahn. In diesem Fall sind hochdosierte Vitaminpräparate eigentlich unnütz.
Gefährlich kann es werden, wenn Vitamine, bei denen Schäden durch Überdosierung bekannt sind, unbegrenzt eingenommen werden. Für Vitamin A und Vitamin D besteht diese Gefahr. Präparate, die diese Vitamine enthalten, dürfen nicht ohne Befragen des Arztes genommen werden. Im Zweifelsfalle sollte immer der Arzt um Rat gefragt werden.

Ballaststoffe

Ballaststoffpräparate gibt es in vielfältiger Form, am bekanntesten sind Kleietabletten und lose Kleie oder Kleieflocken.
Sinnvoll sind diese Präparate zur Ergänzung eines ballaststoffarmen Tagesspeiseplanes. Weizenkleie kann die Darmtätigkeit erheblich verbessern. Besonders für Reisen eignen sich Kleietabletten wegen ihrer günstigen Verabreichungsform.
Ungefährlich sind Kleie und Kleietabletten, wenn sie in kleineren Mengen und öfters eingenommen werden. Kleie hat ein großes Wasserbindungsvermögen. Deshalb muß bei der Aufnahme von größeren Mengen auf genügend Flüssigkeitszufuhr geachtet werden.
Gefährlich kann die langandauernde Einnahme besonders großer Mengen von Ballaststoffpräparaten werden, weil dadurch die Resorption wichtiger Stoffe verhindert wird. Durch zu hohe Mengen an Ballaststoffen werden zum Beispiel Calcium und Eisen in zu hohem Maße gebunden, womit die Versorgung des Körpers durch diese Stoffe in Frage gestellt wird. In sehr seltenen Fällen kann es sogar zu einer Darmverschlingung kommen.
Gewarnt werden muß vor dem bedenkenlosen und regelmäßigen Konsum von Abführmitteln. Sie wirken kurzfristig. Wenn sie länger eingenommen werden, stellt sich der Darm darauf ein und wird noch träger. Abführmittel können

in Ausnahmefällen und akuten Krankheitsfällen gut helfen, eine Dauerlösung sind sie aber nicht. Da fördert ballaststoffreiche Kost, gegebenenfalls mit Kleie angereichert, die Darmtätigkeit und damit die Gesundheit besser.
Alle Präparate kosten Geld. Auch daran muß gedacht werden. Jeder einzelne muß für sich entscheiden, in welchem Fall eine Vitamintablette oder vitaminreiche Nahrung mehr angebracht ist. Sicher ist jedoch, daß abwechslungsreiche, gut gemischt zusammengestellte Kost, bei der auf den persönlichen Bedarf Rücksicht genommen wird, die preiswerteste und gesündeste Art der Vitaminversorgung und Ballaststoffanlieferung ist.

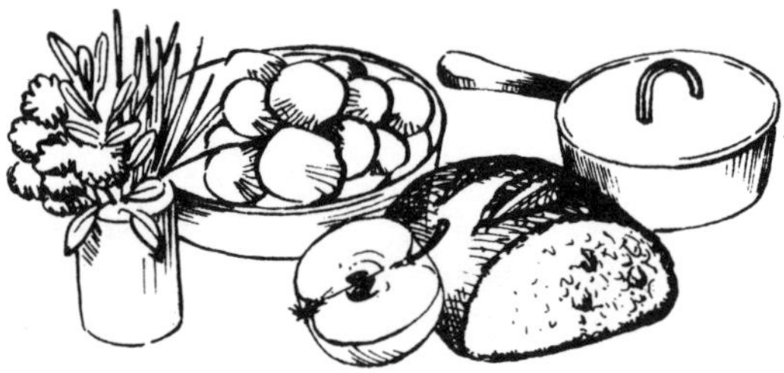

Gesamt-Programm

Stand 1. 1. 1985

Essen und Trinken

Kalte und warme Vorspeisen
einfach · herzhaft · raffiniert. (5045) Von Karin Iden, 64 S., 43 Farbfotos, Pappband. **DM 12,80**/S 99.–

Köstliche Suppen
für jede Tages- und Jahreszeit. (5122) Von Elke Fuhrmann, 64 S., 38 Farbfotos, Pappband. **DM 12,80**/S 99.–

Kochen, was allen schmeckt
1700 Koch- und Backrezepte für jede Gelegenheit. (4098) Von Anneliese und Gerhard Eckert, 796 S., 60 Farbtafeln, Pappband. **DM 24,80**/S 198.–

Falken-Handbuch
Kochen nach allen Regeln der Kunst
Das moderne Grundkochbuch mit über 1000 Farbbildern. (4143) Von Margrit Gutta, 624 S., über 1000 farbige Abb., gebunden. **DM 78,–**/S 598.–

Brunos beste Rezepte
– rund ums Jahr (4154) Von Bruno Henrich, 136 S., 15 Farbfotos, kart. **DM 14,80**/S 119.–

Was koche ich heute?
Neue Rezepte für Fix-Gerichte. (0608) Von Annette Badelt-Vogt, 112 S., 16 Farbtafeln, kart. **DM 9,80**/S 79.–

Kochen für 1 Person
Rationell wirtschaften, abwechslungsreich und schmackhaft zubereiten. (0586) Von Marianne Nicolin, 136 S., 8 Farbtafeln, 20 Zeichnungen, kart. **DM 9,80**/S 79.–

Gesunde Kost aus dem Römertopf
(0442) Von Jutta Kramer, 128 S., 8 Farbtafeln, 13 Zeichnungen, kart. **DM 8,80**/S 74.–

Nudelgerichte
– lecker, locker, leicht zu kochen. (0466) Von Christiane Stephan, 80 S., 8 Farbtafeln, kart. **DM 7,80**/S 69.–

Omas Küche und unsere Küche heute
(4089) Von J. Peter Lemcke, 160 S., 8 Farbtafeln, 95 Zeichnungen, Pappband. **DM 24,80**/S 198.–

Die besten Eintöpfe und Aufläufe
(5079) Von Anneliese und Gerhard Eckert, 64 S., 49 Farbfotos, Pappband. **DM 12,80**/S 99.–

Hobby-Kochbuch für Tiefkühlkost
(0302) Von Ruth Vollmer-Ruprecht, 104 S., 8 Farbtafeln, kart. **DM 8,80**/S 74.–

Schnelle Küche
(4095) Von Anneliese und Gerhard Eckert, 136 S., 15 Farbtafeln, 61 Zeichnungen, kart., **DM 12,80**/S 99.–

Schnell gekocht – gut gekocht
mit vielen Rezepten für Schnellkochtöpfe und Schnellbratpfannen. (0265) Von Irmgard Pérsy, 96 S., 8 Farbtafeln, kart. **DM 7,80**/S 69.–

Kochen und backen im Heißluftherd
Vorteile, Gebrauchsanleitung, Rezepte. (0516) Von Katharina Kölner, 72 S., 8 Farbtafeln, kart. **DM 7,80**/S 69.–

Das neue Mikrowellen-Kochbuch
(0434) Von Hermann Neu, 64 S., 4 Farbtafeln, kart. **DM 6,80**/S 59.–

Ganz und gar mit Mikrowellen
(4094) Von Tina Peters, 208 S., 24 Farbfotos, kart. **DM 29,80**/S 239.–

Gesund kochen
wasserarm · fettfrei · aromatisch. (4060) Von Margrit Gutta, 240 S., 16 Farbtafeln, Pappband. **DM 19,80**/S 159.–

Alternativ essen
Die gesunde Sojaküche. (0553) Von Uwe Kolster, 112 S., 8 Farbtafeln, kart. **DM 9,80**/S 79.–

Kräuter- und Heilpflanzen-Kochbuch
für eine gesunde Lebensweise. (4066) Von Pia Pervenche, 143 S., 15 Farbtafeln, kart. **DM 12,80**/S 99.–

Natursammlers Kochbuch
Wildfrüchte und -gemüse, Pilze, Kräuter – finden und zubereiten. (4040) Von Christa-Maria Kerler, 140 S., 12 Farbtafeln, gebunden. **DM 19,80**/S 159.–

Miekes Kräuter- und Gewürzkochbuch
(0323) Von Irmgard Persy und Klaus Mieke, 96 S., 8 Farbtafeln, kart. **DM 8,80**/S 74.–

Haltbar machen durch **Trocknen und Dörren**
(0696) Von Maren Bustorf-Hirsch, 32 S., 42 Farbfotos, Spiralbindung. **DM 7,80**/ S 69.–

Alles über Einkochen, Einlegen, Einfrieren
Gesund und herzhaft. (4055) Von Birgit Müller, 152 S., 16 Farbtafeln, kart. **DM 12,80**/S 99.–

Einkochen
nach allen Regeln der Kunst. (0405) Von Birgit Müller, 128 S., 8 Farbtafeln, kart. **DM 9,80**/S 79.–

Das neue Fritieren
geruchlos, schmackhaft und gesund. (0365) Von Petra Kühne, 96 S., 8 Farbtafeln, kart. **DM 7,80**/S 69.–

Weltmeister-Soßen
Die Krönung der feinen Küche. (0357) Von Giovanni Cavestri, 96 S., 14 Farbtafeln, kart. **DM 9,80**/S 79.–

Wildgerichte
einfach bis raffiniert. (5115) Von Margrit Gutta, 64 S., 43 Farbfotos, Pappband. **DM 12,80**/S 99.–

Geflügel
Die besten Rezepte aus aller Welt. (5050) Von Margrit Gutta, 64 S., 32 Farbfotos, Pappband. **DM 12,80**/S 99.–

Raffinierte Steaks
und andere Fleischgerichte. (5043) Von Gerhard Eckert, 64 S., 43 Farbfotos, Pappband. **DM 12,80**/S 99.–

Mehr Freude und Erfolg beim **Grillen**
(4141) Von Alfred Berliner, 160 S., 147 Farbfotos, 10 farbige Zeichnungen, Pappband. **DM 24,80**/S 198.–

Grillen
– drinnen und draußen. (4047) Von Claus Arius, 152 S., 30 Farbtafeln, kart. **DM 12,80**/S 99.–

Grillen
Fleisch · Fisch · Beilagen · Soßen. (5001) Von Elke Fuhrmann, 64 S., 38 Farbfotos, Pappband. **DM 12,80**/S 99.–

Chinesisch kochen
Schmackhafte Rezepte für die abwechslungsreiche Küche. (5011) Von Anneliese und Gerhard Eckert, 64 S., 57 Farbfotos, Pappband. **DM 12,80**/S 99.–

Chinesisch kochen
mit dem WOK-Topf und dem Mongolen-Topf. (0557) Von Christiane Korn, 64 S., 8 Farbtafeln, kart. **DM 7,80**/S 69.–

Japanische Küche
schmackhaft und bekömmlich. (5087) Von Hiroko Toi, 64 S., 36 Farbfotos, Pappband. **DM 12,80**/S 99.–

Ostasiatische Küche
schmackhaft, bekömmlich und vielseitig. (5066) Von Taki Sozuki, 64 S., 39 Farbfotos, Pappband. **DM 12,80**/S 99.–

Nordische Küche
Speisen und Getränke von der Küste. (5082) Von Jutta Kürtz, 64 S., 44 Farbfotos, Pappband. **DM 12,80**/S 99.–

Deutsche Spezialitäten
(5025) Von Elke Fuhrmann, 64 S., 52 Farbfotos, Pappband. **DM 12,80**/S 99.–

Französisch kochen
(5016) Von Margrit Gutta, 64 S., 35 Farbfotos, Pappband. **DM 12,80**/S 99.–

Französische Küche
(0685) Von Margrit Gutta, 96 S., 16 Farbtafeln, kart., **DM 8,80**/S 74.–

Kochen und würzen mit **Knoblauch**
(0725) Von A. und G. Eckert, 96 S., 8 Farbtafeln, kart. **DM 7,80**/S 69.–

Schlemmerreise durch die **italienische Küche**
(4172) Von Velio Pifferi, 160 S., 109 Farbfotos, Pappband. **DM 24,80**/ S 198.–

Italienische Küche
(5026) Von Margrit Gutta, 64 S., 35 Farbfotos, Pappband. **DM 12,80**/S 99.–

Portugiesische Küche
und Weine · Kulinarische Reise durch Portugal. (0607) Von Enrique Kasten, 96 S., 16 Farbtafeln, kart. **DM 9,80**/S 79.–

Raffinierte Rezepte mit Oliven
(5119) Von Lutz Helger, 64 S., 53 Farbfotos, 4 Zeichnungen, Pappband. **DM 14,80**/S 119.–

Köstliche Pizzas, Toasts, Pasteten
(5081) Von Anneliese und Gerhard Eckert, 64 S., 48 Farbfotos, Pappband. **DM 12,80**/S 99.–

Internationale Spezialitäten
(4130) Von Christine Schönherr, 240 S., 116 Farbfotos, gebunden. **DM 48,–**/S 398.–

Köstliche Pilzgerichte
Rezepte für die meistvorkommenden Speisepilze. (5133) Von Valerie Spicker-Noack, Martin Knoop, 64 S., 52 Farbfotos, Pappband. **DM 12,80**/S 99.–

Am Tisch zubereitet
(4152) Von Ilse Otto, 208 S., 12 Farbtafeln, 17 s/w-Fotos, Pappband. **DM 24,80**/S 198.–

Fondues
(5006) Von Eva Exner, 64 S., 50 Farbfotos, Pappband. **DM 12,80**/S 99.–

Fondues
und fritierte Leckerbissen. (0471) Von Stefanie Stein, 80 S., 8 Farbtafeln, kart. **DM 6,80**/S 59.–

Fondues · Raclettes · Flambiertes
(4081) Von Renate Peiler und Marie-Louise Schult, 136 S., 15 Farbtafeln, 28 Zeichnungen, kart. **DM 12,80**/S 99.–

Neue, raffinierte Rezepte mit dem Raclettegrill
(0558) Von Lutz Helger, 56 S., 8 Farbtafeln, kart. **DM 7,80**/S 69.–

Rezepte rund um Raclette und Hobby-Rechaud
(0420) Von Jack W. Hochscheid, 72 S., 15 Farbtafeln, kart. **DM 7,80**/S 69.–

Die große farbige Kalte Küche
Vom Partyhappen zum Kalten Buffet (4134) Von Christine Schönherr, 400 S., über 220 farbigen Abb., gebunden **DM 33,–**/S 268.–

Kleine Kalte Küche
für Alltag und Feste. (5097) Von Anneliese und Gerhard Eckert, 64 S., 45 Farbfotos, Pappband. **DM 12,80**/S 99.–

Kalte Platten
(4064) Von Maitre Pierre Pfister, 240 S., 135 großformatige Farbfotos, gebunden. **DM 48,–**/S 398.–

Kalte Platten – Kalte Büfetts
(5015) Von Margrit Gutta, 64 S., 34 Farbfotos, Pappband. **DM 12,80**/S 99.–

Kalte Happen
und Partysnacks. (5029) Von Dolly Peters, 64 S., 35 Farbfotos, Pappband. **DM 12,80**/S 99.–

Salate
(4119) Von Christine Schönherr, 240 S., 115 Farbfotos, gebunden. **DM 48,–**/S 389.–

Salate für alle Gelegenheiten
(5002) Von Elke Fuhrmann, 64 S., 47 Farbfotos, Pappband. **DM 12,80**/S 99.–

111 köstliche Salate
Erprobte Rezepte mit Pfiff. (0222) Von Christine Schönherr, 96 S., 8 Farbtafeln, 30 Zeichnungen, kart. **DM 8,80**/S 74.–

Salate
Das köstlich knackige Schlemmervergnügen. (4165) Von Veronika Müller, 160 S., 79 Farbfotos, Pappband, **DM 24,80**/S 198.–

Desserts
(5020) Von Margrit Gutta, 64 S., 38 Farbfotos, Pappband. **DM 12,80**/S 99.–

Süße Nachspeisen
(0601) Von Petra Lohmann, 96 S., 8 Farbtafeln, 28 Zeichnungen, kart. **DM 8,80**/S 74.–

Crêpes, Omeletts und Soufflés
Pikante und süße Spezialitäten. (5131) Von Jutta Rosenkranz, 64 S., 45 Farbfotos, Pappband. **DM 12,80**/S 99.–

Backen
(4113) Von Margrit Gutta, 240 S., 123 Farbfotos, gebunden. **DM 48,–**/S 398.–

Kuchen und Torten
(5067) Von Marlies Sauerborn, 64 S., 79 Farbfotos, Pappband. **DM 12,80**/S 99.–

Schönes Hobby: Backen
Erprobte Rezepte mit modernen Backformen. (0451) Von Elke Blome, 96 S., 8 Farbtafeln, kart. **DM 7,80**/S 69.–

Kleingebäck
Plätzchen · Kekse · Guetzli. (5089) Von Margrit Gutta, 64 S., 50 Farbfotos, Pappband. **DM 12,80**/S 99.–

Weihnachtsbäckerei
Köstliche Plätzchen, Stollen, Honigkuchen und Festtagstorten. (0682) Von Marlies Sauerborn, 32 S., 34 Farbfotos, Spiralbindung. **DM 6,80**/S 59.–

Waffeln
süß und pikant. (0522) Von Christiane Stephan, 64 S., 4 Farbtafeln, kart. **DM 6,80**/S 59.–

Mehr Freude und Erfolg beim
Brotbacken
(4148) Von Anneliese und Gerhard Eckert, 160 S., 177 Farbfotos, Pappband. **DM 24,80**/S 198.–

Brotspezialitäten
knusprig backen – herzhaft kochen. (5088) Von Jack W. Hochscheid und Lutz Helger, 64 S., 50 Farbfotos, Pappband. **DM 12,80**/S 99.–

Selbst Brotbacken
Über 50 erprobte Rezepte. (0370) Von Jens Schiermann, 80 S., 6 Zeichnungen, 4 Farbtafeln, kart. **DM 6,80**/S 59.–

Meine Vollkornbackstube
Brot · Kuchen · Aufläufe. (0616) Von Rita Raffelt, 96 S., 4 Farbtafeln, 4 s/w-Fotos, 8 Zeichnungen, kart. **DM 6,80**/S 59.–

Backen, was allen schmeckt
Kuchen, Torten, Gebäck und Brot (4166) Von Elke Blome, 556 S., 40 Farbtafeln, Pappband. **DM 19,80**/S 159.–

Kochen für Diabetiker
Gesund und schmackhaft für die ganze Familie. (4132) Von M. Toeller, W. Schumacher, A. C. Groote, 224 S., 109 Farbfotos, 94 Zeichnungen, gebunden. **DM 26,80**/S 218.–

Neue Rezepte für Diabetiker-Diät
Vollwertig – abwechslungsreich – kalorienarm. (0418) Von Monika Oehlrich, 120 S., 8 Farbtafeln, kart. **DM 9,80**/S 79.–

Schlemmertips für Figurbewußte
(0680) Von Volker Kahn, 64 S., 8 Farbtafeln, kart. **DM 9,80**/S 79.–

Wer schlank ist, lebt gesünder
Tips und Rezepte zum Schlankwerden und -bleiben. (0562) Von Renate Mainer, 80 S., 8 Farbtafeln, kart. **DM 8,80**/S 74.–

Kalorien – Joule
Eiweiß · Fett · Kohlenhydrate tabellarisch nach gebräuchlichen Mengen. (0374) Von Marianne Bormio, 88 S., kart., **DM 5.80**/49.–

Die 4444-Joule-Diät
Schlankessen mit Genuß. (0530) Von Hans J. Fahrenkamp, 160 S., 8 Farbtafeln, kart., **DM 9,80**/S 79.–

Alles mit Joghurt
tagfrisch selbstgemacht. Mit vielen Rezepten. (0382) Von Gerda Volz, 88 S., 8 Farbtafeln, kart., **DM 7,80**/S 69.–

Die Brot-Diät
Ein Schlankheitsplan ohne Extreme. (0452) Von Prof. Dr. Erich Menden und Waltraud Aign, 92 S., 8 Farbtafeln, kart., **DM 7,80**/S 69.–

Rohkost
abwechslungsreich · schmackhaft · gesund. (5044) Von Ingrid Gabriel, 64 S., 53 Farbfotos, Pappband. **DM 12.80**/S 99.–

Neue Cocktails und Drinks
mit und ohne Alkohol. (0517) Von Siegfried Späth, 128 S., 4 Farbtafeln, kart., **DM 9,80**/S 79.–

Mixen mit und ohne Alkohol
(5017) Von Holger Hofmann, 64 S., 35 Farbfotos, Pappband. **DM 12.80**/S 99.–

Cocktails und Mixereien
(0075) Von Jonny Walker, 104 S., 4 Farbtafeln, kart. **DM 6,80**/S 59.–

Die besten Punsche, Grogs und Bowlen
(0575) Von Friedel Dingden, 64 S., 2 Farbtafeln, kart. **DM 6,80**/S 59.–

Weinlexikon
Wissenswertes über die Weine der Welt. (4149) Von Urban Keller, 228 S., 6 Farbtafeln, 395 s/w-Fotos, Pappband. **DM 29,80**/S 239.–

Köstliches Lebenselixier **Wein**
(2204) Von Heinz Steffan, 80 S., 73 Farbfotos, Pappband. **DM 9,80**/S 85.–

Von der Romantik der blauen Stunde
Cocktails und Drinks
(2209) Von Siegfried Späth, 80 S., 25 Farbfotos und Zeichnungen, Pappband. **DM 9,80**/S 85.–

Vom Genuß des braunen Goldes **Kaffee**
(2213) Von Helmut Strutzmann, 80 S., 49 Fotos, Pappband. **DM 9,80**/S 85.–

Kaffee für Genießer
(0492) Von Christiane Barthel, 88 S., 8 Farbtafeln, kart. **DM 6,80**/S 59.–

FALKEN VERLAG

Die Preise entsprechen dem Status beim Druck diese

Heißgeliebter Tee
Sorten, Rezepte und Geschichte. (4114) Von Curt Maronde, 153 S., 16 Farbtafeln, 93 Zeichnungen, gebunden.
DM 24,80/S 198.–

Tee für Genießer.
Sorten · Riten · Rezepte. (0356) Von Marianne Nicolin, 64 S., 4 Farbtafeln, kart. **DM 5,80**/S 49.–

Tee
Herkunft · Mischungen · Rezepte. (0515) Von Sonja Ruske, 96 S., 4 Farbtafeln, viele Abbildungen, Pappband.
DM 9,80/S 79.–

Vom höchsten Genuß des Teetrinkens
(2201) Von Inge Ubenauf, 80 S., 57 Farbfotos, Pappband.
DM 9,80/S 85.–

Mitbringsel aus meiner Küche
(0668) Von Christine Schönherr, 32 S., 30 Farbfotos, Spiralbindung.
DM 7,80/S 69.–

Kinder lernen spielend backen
(5110) Von Margrit Gutta, 64 S., 50 Farbfotos, Pappband.
DM 12,80/S 99.–

Kinder lernen spielend kochen
(5096) Von Margrit Gutta, 64 S., 45 Farbfotos, Pappband.
DM 12,80/S 99.–

Biologisch Backen
Neue Rezeptideen für Kuchen, Brote, Kleingebäck aus vollem Korn (4174) Von Maren Bustorf-Hirsch, 136 S., 15 Farbtafeln, 47 Zeichnungen, kart.
DM 14,80/S 119.–

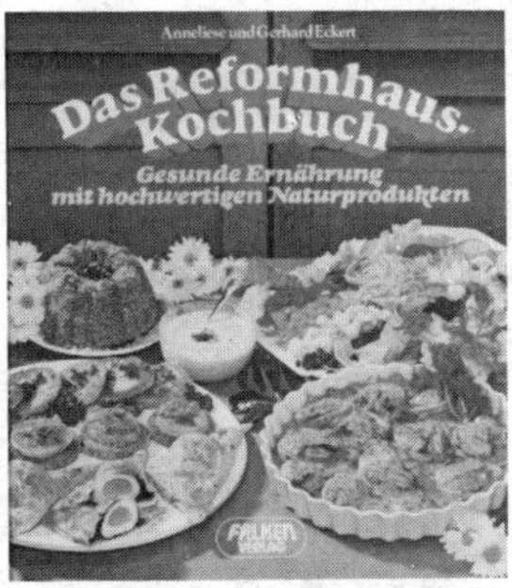

Das Reformhaus-Kochbuch
Gesunde Ernährung mit hochwertigen Naturprodukten
(4180) Von A. u. G. Eckert, 160 S., 15 Farbtafeln, Pbd., **DM 24,80**/S 198.–

Biologische Ernährung
für eine natürliche und gesunde Lebensweise. (4125) Von C. Leibold, 136 S., 15 Farbtafeln, 47 Zeichnungen, kart. **DM 12,80**/S 99.–

Biologisch Kochen
– vitaminreich und naturbelassen (4162) Von Maren Bustdorf-Hirsch und Karin Siegel, 144 S., 15 Farbtafeln, 51 Zeichnungen, kart., **DM 14,80**/S 119.–

Gesund leben – schlank werden mit der **Bio-Kur**
(0657) Von Sylvia Winter, 144 S., 48 Farbtafeln, kart. **DM 9,80**/S 79.–

Hobby

Aquarellmalerei
als Kunst und Hobby. (4147) Von Horst Haack und Brigitte Wersche, 136 S., 62 Farbfotos, 119 Zeichnungen, gebunden **DM 39,–**/S 319,–

Aquarellmalerei
Materialien · Techniken · Motive. (5099) Von Thomas Hinz, 64 S., 79 Farbfotos, Pappband. **DM 12,80**/S 99,–

Naive Malerei
leicht gemacht. (5083) Von Felizitas Krettek, 64 S., 76 Farbfotos, Pappband.
DM 12,80/S 99,–

Zeichnen Sie mal – malen Sie mal.
(5095) Von Ferry Ahrlé und Volker Kühn, 112 S., 16 Farbtafeln, viele Zeichnungen, kart. **DM 14,80**/S 119,–

Bauernmalerei
als Kunst und Hobby. (4057) Von Arbo Gast und Hannie Stegmüller, 128 S., 239 Farbfotos, 26 Riß-Zeichnungen, gebunden. **DM 39,–**/S 319,–

Hobby-Bauernmalerei
(0436) Von Senta Ramos und Jo Roszak, 80 S., 116 Farbfotos und 28 Motivvorlagen, kart. **DM 19,80**/S 159,–

Bauernmalerei
Kreatives Hobby nach alter Volkskunst (5039) Von Senta Ramos, 64 S., 78 Farbfotos, Pappband.
DM 12,80/S 99,–

Glasmalerei
als Kunst und Hobby. (4088) Von Felizitas Krettek und Suzanne Beeh-Lustenberger, 132 S., 182 Farbfotos, 36 Motivvorlagen, gebunden.
DM 39,–/S 319,–

Glasritzen
Materialien, Formen, Motive. (5109) Von Gerlind Mégroz, 64 S., 110 Farbfotos, 15 Zeichnungen, Pappband.
DM 14,80/S 119,–

Brandmalerei
leicht gemacht. (5106) Von Klaus Reinhardt, 64 S., 68 Farbfotos, 23 Zeichnungen, Pappband. **DM 12,80**/S 99,–

Zauberhafte Seidenmalerei
Materialien · Techniken · Gestaltungsvorschläge. (0664) Von Erika Dorn, 32 S., 62 Farbfotos, Spiralbindung.
DM 6,80/S 59,–

Hobby Seidenmalerei
(0611) Von Renate Henge, 88 S., 106 Farbfotos, 28 Zeichnungen, kart.
DM 19,80/S 159,–

Hobby Stoffdruck und Stoffmalerei
(0555) Von Anneliese Ursin, 80 S., 68 Farbfotos, 68 Zeichnungen, kart.
DM 19,80/S 159,–

Stoffmalerei und Stoffdruck
leicht gemacht. (5074) Von Heide Gehring, 64 S., 110 Farbfotos, Pappband.
DM 12,80/S 99,–

Batik
leicht gemacht. (5112) Von Arbo Gast, 64 S., 105 Farbfotos, Pappband.
DM 12,80/S 99,–

Schöne Geschenke selbermachen
(4128) Von Marlene Kühnle, 128 S., 278 Farbfotos, 85 farbige Zeichnungen, gebunden. **DM 39,–**/S 319,–

Schöne Sachen selbermachen
88 Ideen zum Modellieren und Verschenken. (5117) Von Evelyn Guder-Thelen, 64 S., 73 Farbfotos, Pappband.
DM 12,80/S 99,–

Flechten
mit Bast, Stroh und Peddigrohr. (5098) Von Hanne Hangleiter, 64 S., 47 Farbfotos, 76 Zeichnungen, Pappband. **DM 12,80**/S 99,–

Makramee
als Kunst und Hobby. (4085) Von Eva Andersen, 128 S., 114 Farbfotos, 157 s/w-Fotos, gebunden.
DM 39,–/S 319,–

Makramee
Knüpfarbeiten leicht gemacht. (5075) Von Birte Pröttel, 64 S., 95 Farbfotos, Pappband. **DM 12,80**/S 99,–

Häkeln
Schritt für Schritt für Rechts- und Linkshänder. (5134) Von Hella Klaus, 64 S., 120 Farbfotos, 144 Zeichnungen, Pappband. **DM 14,80**/S 119,–

Häkeln und Makramee
Techniken · Geräte · Arbeitsmuster. (0320) Von Dr. Marianne Stradal, 104 S., 191 Abbildungen und Schemata, kart.
DM 6,80/S 59,–

Sticken
Schritt für Schritt für Rechts- und Linkshänder. (5135) Von Ute Werner, 64 S., 196 Farbfotos, 96 Zeichnungen, Pappband. **DM 14,80**/S 119,–

Falken-Handbuch **Stricken**
ABC der Stricktechniken und Strickmuster in ausführlichen Schritt-für-Schritt-Bildfolgen. (4137) Von Maria Natter, 312 S., 32 Farbtafeln, über 800 Fotos und Zeichnungen, Pappband.
DM 29,80/S 239,–

Selbstgestrickte Puppen
Materialien und Arbeitsanleitungen. (0638) Von Bertl Wehrle, 32 S., 23 Farbfotos, 24 Zeichnungen, Spiralbindung.
DM 6,80/S 59,–

Strick mit!
Ein Kurs für Anfänger. (5094) Von Birte Pröttel, 120 S., 72 Farbfotos, 188 s/w-Abb., kart. **DM 14,80**/S 119,–

Stoff- und Kuscheltiere
stricken, häkeln, nähen. (5090) Von Birte Pröttel, 64 S., 50 Farbfotos, Pappband.
DM 12,80/S 99,–

Textiles Gestalten
Weben, Knüpfen, Batiken, Sticken, Objekte und Strukturen. (5123) Von Johann Fricke, 136 S., 67 Farb- und 189 s/w-Fotos, 15 Zeichnungen, kart.
DM 16,80/S 139,–

Gestalten mit Glasperlen
Fädeln · Sticken · Weben (0640) Von Angelika Köhler, 32 S., 55 Farbfotos, Spiralbindung. **DM 6,80**/S 59,–

Marionetten
Entwerfen · Gestalten · Führen (5118) Von Axel Krause und Alfred Bayer, 64 S., 83 Farbfotos, 2 s/w-Fotos, 40 Zeichnungen, Pappband. **DM 14,80**/S 119,–

Arbeiten mit Ton
(5048) Von Johann Fricke, 128 S., 15 Farbtafeln, 166 s/w-Fotos, kart.
DM 14,80/S 119,–

Töpfern
als Kunst und Hobby. (4073) Von Johann Fricke, 132 S., 37 Farbfotos, 222 s/w-Fotos, gebunden. **DM 29,80**/S 239,–

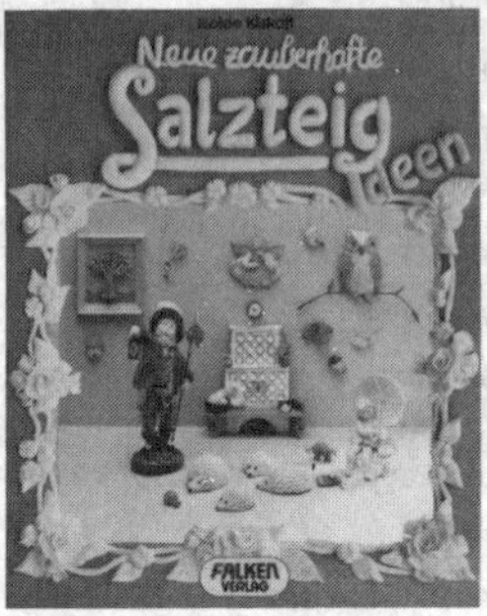

Neue zauberhafte Salzteig-Ideen
(0719) Von Isolde Kiskalt, 80 S., 320 Farbfotos, 12 Zeichnungen, kart., **DM 19,80**/S 159,–

Hobby Salzteig
(0662) Von Isolde Kiskalt, 80 S., 150 Farbfotos, 5 Zeichnungen, Schablonen, kart. **DM 19,80**/S 159,–

Gestalten mit Salzteig
Formen · Bemalen · Lackieren. (0613) Von Wolf-Ulrich Cropp, 32 S., 56 Farbfotos, 17 Zeichnungen, Spiralbindung. **DM 7,80**/S 69,–

Buntbemalte Kunstwerke aus Salzteig
Figuren, Landschaften und Wandbilder. (5141) Von Gabi Belli, 64 S., 165 Farbfotos, 1 Zeichnung, Pappband. **DM 12,80**/S 99,–

Tiffany-Lampen selbermachen
(0684) Von Ingeborg Spliethoff, 32 S., 60 Farbfotos, Spiralbindung. **DM 7,80**/S 69,–

Kerzen und Wachsbilder
gießen · modellieren · bemalen. (5108) Von Christa Riess, 64 S., 110 Farbfotos, Pappband. **DM 12,80**/S 99,–

Zinngießen
leicht gemacht. (5076) Von Käthi Knauth, 64 S., 85 Farbfotos, Pappband. **DM 12,80**/S 99,–

Schmuck und Objekte aus Metall und Email
(5078) Von Johann Fricke, 120 S., 183 Abbildungen, kart. **DM 16,80**/S 139,–

Leder
schneiden · prägen · besticken. (5125) Von Karl-Heinz Bühler, 64 S., 54 Farbfotos, 32 Zeichnungen, Pappband. **DM 14,80**/S 119,–

Hobby Holzschnitzen
Von der Astholzfigur zur Vollplastik. (5101) Von Heinz-D. Wilden, 112 S., 16 Farbtafeln, 135 s/w-Fotos, kart. **DM 16,80**/S 139,–

Papiermachen
ein neues Hobby. (5105) Von Ralf Weidenmüller, 64 S., 84 Farbfotos, 9 s/w-Fotos, 14 Zeichnungen, Pappband. **DM 14,80**/S 119,–

Falken-Handbuch **Heimwerken**
Reparieren und selbermachen in Haus und Wohnung – über 1100 Farbfotos. Sonderteil: Praktisches Energiesparen. (4117) Von Thomas Pochert, 440 S., 1103 Farbfotos, 100 ein- und zweifarbige Abb., gebunden. **DM 49,–**/S 398,–

Restaurieren von Möbeln Stilkunde, Materialien, Techniken, Arbeitsanleitungen. (4120) Von Ellinor Schnaus-Lorey, 152 S., 418 Zeichnungen, s/w-und Farbfotos, gebunden. **DM 39,–**/S 319,–

Möbel aufarbeiten, reparieren, pflegen
(0386) Von Ellinor Schnaus-Lorey, 96 S., 28 Fotos und 101 Zeichnungen, kart., **DM 6,80**/S 59,–

Gestalten mit Naturmaterialien
Zweige, Kerne, Federn, Muscheln und anderes. (5128) Von Ilse Krohn, 64 S., 101 Farbfotos, 11 farbige Zeichnungen, Pappband. **DM 14,80**/S 119,–

Dauergestecke
mit Zweigen, Trocken- und Schnittblumen. (5121) Von Gabriele Vocke, 64 S., 57 Farbfotos, Pappband. **DM 14,80**/S 119,–

Blumengestecke im Ikebanastil
(5041) Von Gabriele Vocke, 64 S., 37 Farbfotos, viele Zeichnungen, kart. **DM 14,80**/S 119,–

Trockenblumen und Gewürzsträuße
(5084) Von Gabriele Vocke, 64 S., 63 Farbfotos, Pappband. **DM 12,80**/S 99,–

Hobby Trockenblumen
Gewürzsträuße, Gestecke, Kränze, Buketts. (0643) Von Rosemie Strobel-Schulze, 88 S., 170 Farbfotos, kart. **DM 19,80**/S 159,–

Hobby Gewürzsträuße
Zauberhafte Gebinde nach Salzburger Art (0726) Von Anneliese Ott, 80 S., 101 Fotos, 51 Zeichnungen, kart., **DM 19,80**/S 159,–

Modellieren
mit selbsthärtendem Material. (5085) Von Klaus Reinhardt, 64 S., 93 Farbfotos, Pappband. **DM 12,80**/S 99,–

Formen mit Backton
Töpfern ohne Brennofen. (0612) Von Angelika Köhler, 32 S., 51 Farbfotos, Spiralbindung. **DM 7,80**/S 69,–

Keramik kreativ gestalten
(5072) Von Ewald Stark, 64 S., 117 Farbfotos, Pappband. **DM 12,80**/S 99,–

Formen gießen und bemalen
(0639) Von Heidemarie Berger, 32 S., 46 Farbfotos, Spiralbindung. **DM 6,80**/S 59,–

Porzellanpuppen
Zauberhafte alte Puppen selbst nachbilden. (5138) Von Carol Ann und Debbie Stanton, 64 S., 58 Farbtafeln, 22 Zeichnungen, Pappband. **DM 16,80**/S 139,–

Vogelhäuschen, Nistkästen, Vogeltränken mit Plänen und Anleitungen zum Selbstbau. (0695) Von Joachim Zech, 32 S., 42 Farbfotos, 5 Zeichnungen, Spiralbindung. **DM 7,80**/S 69,–

Das Herbarium
Pflanzen sammeln, bestimmen und pressen. Gestalten mit Blüten, Blättern und Gräsern. (5113) Von Ingrid Gabriel, 96 S., 140 Farbtafeln, 6 farbige Zeichnungen, Pappband. **DM 16,80**/S 139,–

Ikebana
Einführung in die japanische Kunst des Blumensteckens. (0548) Von Gabriele Vocke, 152 S., 47 Farbfotos, kart. **DM 19,80**/S 159,–

Origami –
die Kunst des Papierfaltens. (0280) Von Robert Harbin, 160 S., über 600 Zeichnungen, kart. **DM 9,80**/S 79,–

Advent und Weihnachten
Basteln – Backen – Schmücken – Feuern. (4067) Von Margrit Gutta, Hanne Hangleiter, Felicitas Buttig, Ingeborg Rathmann, Gabriele Vocke, 152 S., 15 Farbtafeln, zahlr. Abb., kart. **DM 12,80**/S 99,–

Weihnachtsbasteleien
(0667) Von Marlene Kühnle und Sven Beck, 32 S., 56 Farbfotos, 6 Zeichnungen, Spiralbindung. **DM 6,80**/S 59,–

Stricken
Schritt für Schritt für Rechts- und Linkshänder. (5142) Von Sabine Oelwein-Schefczik, 64 S., 148 Farbfotos, 173 Zeichnungen, Pappband, **DM 14,80**/S 119,–

Kuscheltiere stricken und häkeln
(0734) Von Bertl Wehrle, 32 S., 60 Farbfotos, 28 Zeichnungen, Spiralbindung, **DM 7,80**/S 69,–

Schritt für Schritt zum Scherenschnitt
(0732) Von Heide Klingmüller, 32 S., 38 Farbfotos, 34 Vorlagen, Spiralbindung, **DM 7,80**/S 69,–

Dekorative Rupfenpuppen
Arbeitsanleitungen und Gestaltungsvorschläge. (0733) Von Bärbel Wenzelburger, 32 S., 57 Farbfotos, 14 Zeichnungen, Spiralbindung, **DM 7,80**/S 69,–

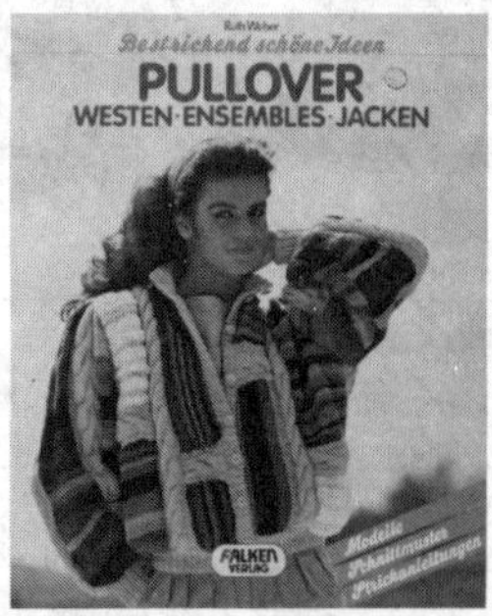

Pullover, Westen, Ensembles, Jacken
(4178) Von Ruth Weber, 208 S., 220 Farbfotos, 358 Zeichnungen, Pappband, **DM 29,80**/S 239,–

Freizeit

Aktfotografie
Gestaltung, Technik, Spezialeffekte (0737) Von Prof. Heinz Wedewardt, 88 S., 144 Farb- und 6 s/w-Fotos, 6 Zeichnungen, kart., **DM 19,80**/S 159.–

Videokassette Aktfotografie
Laufzeit ca. 60 Min. In Farbe. VHS (6001), Video 2000 (6002), Beta (6003) **DM 98,–**/S 882.–

Moderne Fotopraxis
Bildgestaltung · Aufnahmepraxis · Kameratechnik · Fotolexikon. (4030) Von Wolfgang Freihen, 304 S., 50 Farbfotos, 194 s/w-Abb., gebunden. **DM 36,–**/S 298,–

So macht man bessere Fotos
Das meistverkaufte Fotobuch der Welt. (0614) Von Martin L. Taylor, 192 S., 457 Farbfotos, 15 Abb., kart. **DM 14,80**/ S 119,–

Falken-Handbuch
Dunkelkammerpraxis
Laboreinrichtung · Arbeitsabläufe Fehlerkatalog. Mit den neuesten Farbentwicklungsverfahren. (4140) Von Eugen Pauli, 200 S., 54 Farbfotos, 239 s/w-Fotos, 171 Zeichnungen, Pappband. **DM 29,80**/ S 239,–

Falken-Handbuch **Trickfilmen**
Flach-, Sach- und Zeichentrickfilme – von der Idee zur Ausführung. (4131) Von Heinz-D. Wilden, 144 S., über 430 überwiegend farbige Abb., gebunden. **DM 39,–**/S 319,–

Moderne Schmalfilmpraxis
Ausrüstungen · Drehbuch · Aufnahme Schnitt · Vertonung. (4043) Von Uwe Ney, 328 S., über 200 Abb., gebunden. **DM 29,80**/S 239,–

Schmalfilmen
Ausrüstung · Aufnahmepraxis · Schnitt Ton. (0342) Von Uwe Ney, 108 S., 4 Farbtafeln, 25 s/w-Fotos, kart. **DM 9,80**/S 79,–

Schmalfilme selbst vertonen
(0593) Von Uwe Ney, 96 S., 57 s/w-Fotos, 14 Zeichnungen, kart. **DM 9,80**/S 79,–

Falken-Handbuch **Videofilmen**
Systeme, Kameras, Aufnahme, Ton und Schnitt. (4093) Von Peter Lanzendorf, 288 S., 8 Farbtafeln, 165 s/w-Fotos, 25 Zeichnungen, gebunden. **DM 36,–**/S 298,–

Ferngelenkte Motorflugmodelle
bauen und fliegen. (0400) Von Werner Thies, 184 S., mit Zeichnungen und Detailplänen, kart. **DM 12,80**/S 99,–

Modellflug-Lexikon
(0549) Von Werner Thies, 280 S., 98 s/w-Fotos, 234 Zeichnungen, Pappband. **DM 36,–**/S 298,–

Flugmodelle
bauen und einfliegen. (0361) Von Werner Thies und Willi Rolf, 160 S., 63 Abb., 7 Faltpläne, kart. **DM 12,80**/S 99,–

Kleine Welt auf Rädern
Das faszinierende Spiel mit **Modelleisenbahnen** (4175) Von Florian Eisen, 256 S., 72 Farb- und 180 s/w-Fotos, 25 Zeichnungen, Pappband. **DM 29,80**/ S 239.–

Fotografie – Das Schöne als Ziel
Zur Ästhetik und Psychologie der visuellen Wahrnehmung. (4122) Von Ewald Stark, 208 S., 252 Farbfotos, 63 Zeichnungen, Ganzleinen. **DM 78,–**/S 624,–

Freude am Fotografieren
(4127) Von der Fachredaktion Kodak, 312 S., über 500 Farbfotos, Pappband. **DM 48,–**/S 398,–

Raketen auf Rädern
Autos und Motorräder an der Schallgrenze. (4220) Von Hans G. Isenberg, 96 S., 112 großformatige Farbfotos, 21 s/w-Fotos, Pappband. **DM 24,80**/S 198,–

Die rasantesten Rallyes der Welt
(4213) Von Hans G. Isenberg und Dirk Maxeiner, 96 S., 116 großformatige Farbfotos, Pappband. **DM 24,80**/S 198,–

Auto-Rallyes für jedermann
Planen – ausrichten – mitfahren. (0457) Von Rüdiger Hagelberg, 104 S., kart. **DM 9,80**/S 79,–

Die schnellsten Autos der Welt
(4201) Von Hans G. Isenberg und Dirk Maxeiner, 96 S., 110 meist vierfarbige Abb., Pappband. **DM 24,80**/S 198,–

Trucks
Giganten der Landstraßen in aller Welt. (4222) Von Hans G. Isenberg, 96 S., 131 Farbfotos, Pappband. **DM 24,80**/S 198,–

CB-Code
Wörterbuch und Technik. (0435) Von Richard Kerler, 120 S., mit technischen Abb., kart. **DM 7,80**/S 69,–

Ferngelenkte Elektromodelle
... bauen und fliegen. (0700) Von Werner Thies, 144 S., 52 s/w-Fotos, 52 Zeichnungen, kart. **DM 16,80**/139.–

Schiffsmodelle
selber bauen. (0500) Von Dietmar und Reinhard Lochner, 200 S., 93 Zeichnungen, 2 Faltpläne, kart. **DM 14,80**/S 119,–

Dampflokomotiven
(4204) Von Werner Jopp, 96 S., 134 großformatige Farbfotos, Pappband. **DM 24,80**/S 198,–

Zivilflugzeuge
Vom Kleinflugzeug zum Überschall-Jet. (4218) Von Richard J. Höhn und Hans G. Isenberg, 96 S., 115 großformatige Farbfotos, Pappband. **DM 24,80**/S 198,–

Die tollsten Motorflugzeuge aller Zeiten
(4208) Von Richard J. Höhn und Hans G. Isenberg, 96 S., 86 großformatige Farbfotos, Pappband. **DM 24,80**/S 198,–

Die schnellsten Motorräder der Welt
(4206) Von Hans G. Isenberg und Dirk Maxeiner, 96 S., 100 großformatige Farbfotos, Pappband. **DM 24,80**/S 198,–

Motorrad-Hits
Chopper, Tribikes, Heiße Öfen (4221) Von Hans G. Isenberg, 96 S., 119 Farbfotos, Pappband. **DM 24,80**/S 198,–

Ferngelenkte Segelflugmodelle
bauen und fliegen. (0446) Von Werner Thies, 176 S., 22 s/w-Fotos, 115 Zeichnungen, kart. **DM 14,80**/S 119,–

ZDF-Freizeitkalender 1985
(0697) 30 S., 32 Zeichnungen, **DM 12.80**/S 99.–

Münzen
Ein Brevier für Sammler. (0353) Von Erhard Dehnke, 128 S., 4 Farbtafeln, 17 s/w-Abb., kart. **DM 9,80**/S 79.–

Astronomie als Hobby
Sternbilder und Planeten erkennen und benennen. (0572) Von Detlev Block, 176 S., 16 Farbtafeln, 49 s/w-Fotos, 93 Zeichnungen, kart. **DM 14.80**/S 119.–

Gitarre spielen
Ein Grundkurs für den Selbstunterricht. (0534) Von Atti Roßmann, 96 S., 1 Schallfolie, 150 Zeichnungen, kart. **DM 24,80**/S 198.–

Falken-Handbuch **Zaubern**
Über 400 verblüffende Tricks. (4063) Von Friedrich Stutz, 368 S., 1200 Zeichnungen, geb. **DM 29,80**/S 239.–

Die liebenswerte Welt der Puppen
(2212) Von Ursula D. Damrau, 80 S., 60 Fotos, Pappband. **DM 9,80**/S 85.–

Entdecken Sie den **Hunsrück**
(2502) Von Gerhard Eckert, 96 S., 60 Farbfotos, kart., **DM 9,80**/S 79.–

Entdecken Sie das **Hochsauerland und den Arnsberger Wald**
(2503) Von Gerhard Eckert, 96 S., 75 Farbfotos, 3 Karten, kart. **DM 9,80**/S 79.–

Entdecken Sie **Kärnten**
(2505) Von Gerhard Eckert, 96 S., 96 Farbfotos, kart. **DM 9,80**/S 79.–

Entdecken Sie den **Bodensee**
(2506) Von Gerhard Eckert, 96 S., 97 Farbfotos, kart. **DM 9,80**/S 79.–

Entdecken Sie das **Montafon**
(2501) Von Gerhard Eckert, 96 S., 82 Farbfotos, kart. **DM 9,80**/S 79.–

Romantisches Deutschland
(4168) Von H. Bücken, 160 S., über 350 Fotos, Pappband, **DM 25,–**/S 200.–

Zaubern
einfach – aber verblüffend. (2018) Von Dieter Buoch, 84 S., 41 Zeichnungen, kart. **DM 6,80**/S 59.–

Zaubertricks
Das große Buch der Magie. (0282) Von Jochen Zmeck, 244 S., 113 Abb., kart. **DM 14,80**/S 119.–

Magische Zaubereien
(0672) Von Wilhelm Widenmann, 64 S., 31 Zeichnungen, kart. **DM 7,80**/S 69.–

Pfeife rauchen
(2203) Von Walter Hufnagel, 80 S., 77 Farbfotos, 4 s/w-Fotos, 11 Zeichnungen, Pappband. **DM 9,80**/S 85.–

Mineralien, Steine und Fossilien
Grundkenntnisse für Hobbysammler. (0437) Von Dieter Stobbe, 96 S., 16 Farbtafeln, 14 s/w-Fotos, 10 Zeichnungen, kart. **DM 9,80**/S 79.–

Freizeit mit dem Mikroskop
(0291) Von Martin Deckart, 132 S., 69 s/w-Fotos, 4 Zeichnungen, kart. **DM 9,80**/S 79.–

Mineralien und Steine
erkennen und benennen. Farben · Formen · Fundorte. (0409) Von Rudolf Graubner, 136 S., 100 Farbfotos, kart. **DM 14,80**/S 119.–

Briefmarken
sammeln für Anfänger. (0481) Von Dieter Stein, 120 S., 4 Farbtafeln, 98 s/w-Abb., kart. **DM 7,80**/S 69.–

Sport

Judo
Grundlagen des Stand- und Bodenkampfes. (4013) Von Wolfgang Hofmann, 244 S., 589 Fotos, gebunden
DM 29,80 /S 239.–

Neue Lehrmethoden der Judo-Praxis
(0424) Von Pierre Herrmann, 223 S., 475 Abb., kart. **DM 16,80** /S 139.–

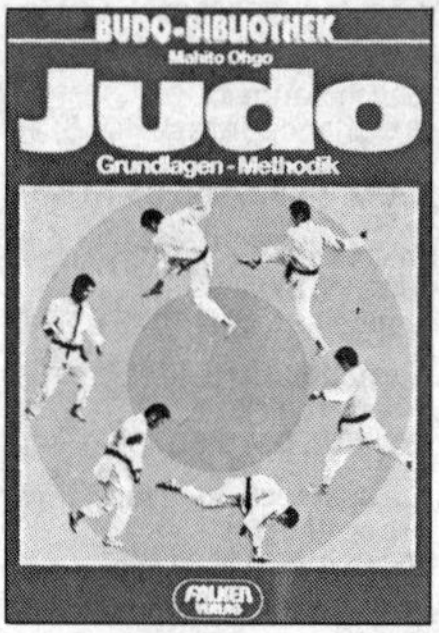

Judo
Grundlagen – Methodik. (0305) Von Mahito Ohgo, 208 S., 1025 Fotos, kart.
DM 14,80 /S 119.–

Wir machen Judo
(5069) Von Riccardo Bonfranchi und Ulrich Klocke, 92 S., mit Bewegungsabläufen in cartoonartigen zweifarbigen Zeichnungen, kart. **DM 12,80** /S 99.–

Fußwürfe
für Judo, Karate und Selbstverteidigung. (0439) Von Hayward Nishioka, 96 S., 260 Abb., kart. **DM 9,80** /S 79.–

Karate für alle
Karate Selbstverteidigung in Bildern. (0314) Von Albrecht Pflüger, 112 S., 356 s/w-Fotos, kart. **DM 9,80** /S 79.–

Karate für Frauen und Mädchen
Sport und Selbstverteidigung. (0425) Von Albrecht Pflüger, 168 S., 259 s/w-Fotos, kart. **DM 9,80** /S 79.–

Das Karate-Buch Ereignis seit Jahren! Alles Wissen über KARATE – die hohe Kunst der Selbstverteidigung – in einer 8bändigen Buchserie.

Nakayamas Karate perfekt 1
Einführung. (0487) Von Masatoshi Nakayama, 136 S., 605 s/w-Fotos, kart.
DM 19,80 /S 159.–

Nakayamas Karate perfekt 2
Grundtechniken. (0512) Von Masatoshi Nakayama, 136 S., 354 s/w-Fotos, 53 Zeichnungen, kart.
DM 19,80 /S 159.–

Nakayamas Karate perfekt 3
Kumite 1: Kampfübungen. (0538) Von Masatoshi Nakayama, 128 S., 424 s/w-Fotos, kart. **DM 19,80** /S 159.–

Nakayamas Karate perfekt 4
Kumite 2: Kampfübungen. (0547) Von Masatoshi Nakayama, 128 S., 394 s/w-Fotos, kart. **DM 19,80** /S 159.–

Nakayamas Karate perfekt 5
Kata 1: Heian, Tekki. (0571) Von Masatoshi Nakayama, 144 S., 1229 s/w-Fotos, kart. **DM 19,80** /S 159.–

Nakayamas Karate perfekt 6
Kata 2: Bassai-Dai, Kanku-Dai, (0600) Von Masatoshi Nakayama, 144 S., 1300 s/w-Fotos, 107 Zeichnungen, kart. **DM 19,80** /S 159.–

Nakayamas Karate perfekt 7
Kata 3: Jitte, Hangetsu, Empi. (0618) Von Masatoshi Nakayama, 144 S., 1988 s/w-Fotos, 105 Zeichnungen, kart.
DM 19,80 /S 159.–

Nakayamas Karate perfekt 8
Gankaku, Jion. (0650) Von Masatoshi Nakayama, 144 S., 1174 s/w-Fotos, kart.
DM 19,80 /S 159.–

Kontakt-Karate
Ausrüstung · Technik · Training. (0396) Von Albrecht Pflüger, 112 S., 238 s/w-Fotos, kart. **DM 14,80** /S 119.–

Karate-Do
Das Handbuch des modernen Karate. (4028) Von Albrecht Pflüger, 360 S., 1159 Abb., gebunden. **DM 29,80** /S 239.–

Bo-Karate
Kukishin-Ryu – die Techniken des Stockkampfes. ((0447) Von Georg Stiebler, 176 S., 424 s/w-Fotos, 38 Zeichnungen, kart. **DM 16,80** /S 139.–

Karate I
Einführung · Grundtechniken. (0227) Von Albrecht Pflüger, 148 S., 195 s/w-Fotos und Zeichnungen, kart.
DM 9,80 /S 79.–

Karate II
Kombinationstechniken · Katas. (0239) Von Albrecht Pflüger, 176 S., 452 s/w-Fotos und Zeichnungen, kart.
DM 9,80 /S 79.–

Karate Kata I
(0683) Von Wolf-Dieter Wichmann, ca. 144 S., ca. 350 Fotos, kart.
ca. DM 16,80 /S 139.–

Der König des Kung-Fu
Bruce Lee
Sein Leben und Kampf. (0392) Von seiner Frau Linda. 136 S., 104 s/w-Fotos, mit großem Bruce-Lee-Poster, kart.
DM 19,80 /S 159.–

Bruce Lees Kampfstil 1
Grundtechniken. (0473) Von Bruce Lee und M. Uyehara, 109 S., 220 Abb., kart.
DM 9,80 /S 79.–

Bruce Lees Kampfstil 2
Selbstverteidigungstechniken. (0486) Von Bruce Lee und M. Uyehara, 128 S., 310 Abb., kart. **DM 9,80** /S 79.–

Bruce Lees Kampfstil 3
Trainingslehre. (0503) Von Bruce Lee und M. Uyehara, 112 S., 246 Abb., kart.
DM 9,80 /S 79.–

Bruce Lees Kampfstil 4
Kampftechniken. (0523) Von Bruce Lee und M. Uyehara, 104 S., 211 Abb., kart.
DM 9,80 /S 79.–

Bruce Lees Jeet Kune Do
(0440) Von Bruce Lee, übersetzt von Hans-Jürgen Hesse, 192 S., mit 105 eigenhändigen Zeichnungen von Bruce Lee, kart. **DM 19,80** /S 159.–

Ju-Jutsu
Grundtechniken – Moderne Selbstverteidigung. (0276) Von Werner Heim und Franz J. Gresch, 160 S., über 600 s/w-Fotos, kart.
DM 9,80 /S 79.–

Ju-Jutsu 2
für Fortgeschrittene und Meister. (0378) Von Werner Heim und Franz J. Gresch, 164 S., 798 s/w-Fotos, kart.
DM 19,80 /S 159.–

Ju-Jutsu 3
Spezial-, Gegen- und Weiterführungstechniken. (0485) Von Werner Heim und Franz J. Gresch, 214 S., über 600 s/w-Fotos, kart.
DM 19,80 /S 159.–

Nunchaku
Waffe · Sport · Selbstverteidigung. (0373) Von Albrecht Pflüger, 144 S., 247 Abb., kart. **DM 16,80** /S 139.–

Shuriken · Tonfa · Sai
Stockfechten und andere bewaffnete Kampfsportarten aus Fernost. (0397) Von Andreas Schulz, 96 S., 253 s/w-Fotos, kart. **DM 12,80** /S 99.–

Illustriertes Handbuch des Taekwon-Do
Koreanische Kampfkunst und Selbstverteidigung. (4053) Von Konstantin Gil, 248 S., 1026 Abb., gebunden.
DM 29,80 /S 239.–

Taekwon-Do
Koreanischer Kampfsport. (0347) Von Konstantin Gil, 152 S., 408 Abb., kart.
DM 12,80 /S 99.–

Aikido
Lehren und Techniken des harmonischen Weges. (0537) Von Rolf Brand, 280 S., 697 Abb., kart. **DM 19,80** /S 159.–

Kung-Fu und Tai-Chi
Grundlagen und Bewegungsabläufe. (0367) Von Bruce Tegner, 182 S., 370 s/ w-Fotos, kart. **DM 14,80** /S 119.–

Kung-Fu II
Theorie und Praxis klassischer und moderner Stile. (0376) Von Manfred Pabst, 160 S., 330 Abb., kart.
DM 12,80 /S 99.–

Shaolin-Kempo – Kung-Fu
Chinesisches Karate im Drachenstil. (0395) Von Ronald Czerni und Klaus Konrad. 246 S., 723 Abbildungen, kart.
DM 19,80 /S 159.–

Hap Ki Do
Grundlagen und Techniken koreanischer Selbstverteidigung. (0379) Von Kim Sou Bong, 112 S., 153 Abb., kart.
DM 14,80 /S 119.–

Dynamische Tritte
Grundlagen für den Zweikampf. (0438) Von Chong Lee, 96 S., 398 s/w-Fotos, 10 Zeichnungen, kart. **DM 9,80** /S 79.–

Muskeltraining mit Hanteln
Leistungssteigerung für Sport und Fitness. (0676) Von Hans Schulz, 108 S., 92 s/w-Fotos, 2 Zeichnungen, kart.
DM 9,80 /S 79.–

Leistungsfähiger durch Krafttraining
Eine Anleitung für Fitness-Sportler, Trainer und Athleten (0617) Von Werner Kieser, 100 S., 20 s/w-Fotos, 62 Zeichnungen, kart. **DM 9,80** /S 79.–

Bodybuilding
Anleitung zum Muskel- und Konditionstraining für sie und ihn. (0604) Von Reinhard Smolana. 160 S., 172 Fotos, kart. **DM 9,80** /S 79.–

Bodybuilding für Frauen
Wege zu Ihrer Idealfigur (0661) Von Hans Schulz, 108 S., 84 s/w-Fotos, großes farbiges Übungsposter, kart.
DM 14,80 /S 119.–

Die Preise entsprechen dem Status beim Druck dieses

Isometrisches Training
Übungen für Muskelkraft und Entspannung. (0529) Von Lothar M. Kirsch, 140 S., 164 s/w-Fotos, kart.
DM 9,80/S 79.–

Radsport
Radtouristik und Rennen, Technik, Typen. (0550) Von Karl Ziegler und Rolf Lehmann, 120 S., 55 Abb., kart.
DM 9,80/S 79.–

Walking
Fit, schlank und gesund durch Sportgehen. (0602) Von Gary D. Yanker, 104 S., 47 s/w-Fotos, kart.
DM 12,80/S 99.–

Spaß am Laufen
Jogging für die Gesundheit. (0470) Von Werner Sonntag, 140 S., 41 s/w-Fotos, 1 Zeichnung, kart. **DM 9,80**/S 79.–

Mein bester Freund, der Fußball
(5107) Von Detlev Brüggemann und Dirk Albrecht, 144 S., 171 Abb., kart.
DM 16,80/S 139.–

Fußball
Training und Wettkampf. (0448) Von Holger Obermann und Peter Walz, 166 S., 93 s/w-Fotos, 56 Zeichnungen, kart.
DM 12,80/S 99.–

Handball
Technik – Taktik – Regeln. (0426) Von Fritz und Peter Hattig, 128 S., 91 s/w-Fotos, 121 Zeichnungen, kart.
DM 14,80/S 119.–

Volleyball
Technik – Taktik – Regeln. (0351) Von Henner Huhle, 102 S., 330 Abb., kart.
DM 9,80/S 79.–

Basketball
Technik und Übungen für Schule und Verein. (0279) Von Chris Kyriasoglou, 116 S., mit 252 Übungen zur Basketballtechnik, 186 s/w-Fotos und 164 Zeichnungen, kart. **DM 12,80**/S 99.–

Hockey
Technische und taktische Grundlagen. (0398) Von Horst Wein, 152 S., mit vielen Zeichnungen und Fotos, kart.
DM 16,80/S 139.–

Eishockey
Lauf- und Stocktechnik, Körperspiel, Taktik, Ausrüstung und Regeln, (0414) Von Josef Čapla, 264 S., 567 s/w-Fotos, 163 Zeichnungen, kart.
DM 19,80/S 159.–

Badminton
Technik · Taktik · Training.
(0699) Von Klaus Fuchs, Lars Sologub, 168 S., 51 Farbabb., kart.,
DM 16,80/S 139.–

Golf
Ausrüstung – Technik – Regeln. (0343) Von J. C. Jessop, übersetzt von Heinz Biemer, mit einem Vorwort von H. Krings, Präsident des Deutschen Golf-Verbandes, 160 S., 65 Abb., Anhang Golfregeln des DGV, kart.
DM 16,80/S 139.–

Pool-Billard
(0484) Herausgegeben vom Deutschen Pool-Billard-Bund, von Manfred Bach und Karl-Werner Kühn, 88 S., mit über 80 Abb., kart. **DM 7,80**/S 69.–

Sportschießen
für jedermann. (0502) Von Anton Kovacic, 124 S., 116 s/w-Fotos, kart.
DM 14,80/S 119.–

Fechten
Florett · Degen · Säbel. (0449) Von Emil Beck, 88 S., 219 Fotos und Zeichnungen, kart. **DM 11,80**/S 94.–

Reiten
Dressur · Springen · Gelände. (0415) Von Ute Richter, 168 S., 235 Abb., kart.
DM 12,80/S 99.–

Reiten
Vom ersten Schritt zum Reiterglück (5033) Von Herta F. Kraupa-Tuskany, 64 S., 34 Farbfotos, 2 Zeichnungen, Pappband. **DM 12,80**/S 99.–

Voltigieren.
Pflicht · Kür · Wettkampf. (0455) Von Josephine Bach, 120 S., 4 Farbtafeln, 88 s/w-Fotos, kart. **DM 12,80**/S 99.–

Fibel für Kegelfreunde
Sport- und Freizeitkegeln · Bowling. (0191) Von Georg Bocsai, 72 S., mit über 60 Abb., kart. **DM 5,80**/S 49.–

Beliebte und neue Kegelspiele
(0271) Von Georg Bocsai, 92 S., 62 Abb., kart. **DM 5,80**/S 49.–

111 spannende Kegelspiele
(2031) Von Hermann Regulski, 88 S., 53 Zeichnungen, kart., **DM 7,80**/S 69.–

Ski-Gymnastik
Fit für Piste und Loipe. (0450) Von Hannelore Pilss-Samek, 104 S., 67 s/w-Fotos, 20 Zeichnungen, kart.
DM 6,80/S 59.–

Skischule
Ausrüstung · Technik · Gymnastik. (0369) Von Richard Kerler, 128 S., 100 Abb., kart. **DM 9,80**/S 79.–

Skilanglauf, Skiwandern
Ausrüstung und Techniken (5129) Von Toni Reiter und Richard Kerler, 80 S., 8 Farbtafeln, 85 Zeichnungen und s/w-Fotos, kart. **DM 12,80**/S 99,–

Alpiner Skisport
Ausrüstung · Techniken · Skigymnastik (5130) Von Kuno Meßmann, 128 S., 8 Farbfotos, 93 s/w-Fotos, 45 Zeichnungen, kart. **DM 12,80**/S 99.–

Frust und Freud beim Tennis
Psychologische Studien der Spielertypen und Verhaltensweisen.
(4079) Von H. Cath, A. Kahn und N. Cobb, 176 S., gebunden. **DM 19,80**/S 159.–

Die neue Tennis-Praxis
Der individuelle Weg zu erfolgreichem Spiel. (4079) Von Richard Schönborn, 240 S., 202 Farbzeichnungen, gebunden.
DM 39,–/S 319.–

Erfolgreiche Tennis-Taktik
(4086) Von Robert Ford Greene, übersetzt von Michael Rolf Fischer, 181 S., 87 Abb., kart. **DM 19,80**/S 159.–

Tennis kompakt
Der erfolgreiche Weg zu Spiel, Satz und Sieg. (5116) Von Wilfried Taferner, 128 S., 82 s/w-Fotos, 67 Zeichnungen, kart. **DM 12,80**/S 99.–

Tennis
Technik – Taktik – Regeln.
(0375) Von Harald Elschenbroich, 112 S., 81 Abb., kart. **DM 6,80**/S 59.–

Squash
Ausrüstung – Technik – Regeln.
(0539) Von Dietrich von Horn und Hein-Dirk Stünitz, 96 S., 55 s/w-Fotos, 25 Zeichnungen, kart. **DM 8,80**/S 74.–

Tischtennis
modern gespielt mit TT-Quiz 17 : 21.
(0363) Von Ossi Brucker und Tibor Harangozo, 120 S., 65 Abb., kart.
DM 9,80/S 79.–

Sporttauchen
Theorie und Praxis des Gerätetauchens. (0647) Von Siegfried Müßig, 144 S., 8 Farbtafeln, 35 s/w-Fotos, 89 Zeichnungen, kart., **DM 12,80/**S 99.–

Falken-Handbuch **Tauchsport**
Theorie · Geräte · Technik · Training. (4062) Von Wolfgang Freihen, 268 S., 32 Farb- u. 201 s/w-Fotos, gebunden.
DM 39,–/S 319.–

Segeln
(4207) Von Claus Hehner, 96 S., 106 großformatige Farbfotos, Pappband.
DM 24,80/S 198.–

Windsurfing
Lehrbuch für Grundschein und Praxis. (5028) Von Calle Schmidt, 64 S., 60 Farbfotos, Pappband.
DM 12,80/S 99.–

Sportfischen
Fische – Geräte – Technik.
(0324) Von Helmut Oppel, 144 S., 49 s/w-Fotos, 8 Farbtafeln, kart.
DM 9,80/S 79.–

Falken-Handbuch **Angeln**
in Binnengewässern und im Meer.
(4090) Von Helmut Oppel, 344 S., 24 Farbtafeln, 66 s/w-Fotos, 151 Zeichnungen, gebunden.
DM 39,–/S 319.–

Angeln
Kleine Fibel für den Sportfischer.
(0198) Von Eberhard Bondick, 96 S., 116 Abb., kart. **DM 8,80**/S 74.–

Die Erben Lilienthals
Sportfliegen heute
(4054) Von Günter Brinkmann, 240 S., 32 Farbtafeln, 176 s/w-Fotos, 33 Zeichnungen, gebunden.
DM 39,–/S 319.–

Einführung in das Schachspiel
(0104) Von Walter Wollenschläger und Karl Colditz, 92 S., 65 Diagramme, kart. **DM 6,80**/S 59.–

Schach-WM '81
Karpow – Kortschnoi. Mit ausführlichem Kommentar zu allen Partien.
(0583) Von Großmeister Helmut Pfleger und Otto Borik, 179 S., zahlreiche Diagramme und Fotos, kart.
DM 16,80/S 139.–

Spielend Schach lernen
(2002) Von Theo Schuster, 128 S., kart. **DM 6,80**/S 59.–

Kinder- und Jugendschach
Offizielles Lehrbuch zur Erringung der Bauern-, Turm- und Königsdiplome des Deutschen Schachbundes.
(0561) Von Berend J. Withuis und Helmut Pfleger, 144 S., 11 s/w-Fotos, 223 Abb., kart. **DM 12,80**/S 99.–

Neue Schacheröffnungen
(0478) Von Theo Schuster, 108 S., 100 Diagramme, kart. **DM 8,80**/S 74.–

Schach für Fortgeschrittene
Taktik und Probleme des Schachspiels. (0219) Von Rudolf Teschner, 96 S., 85 Schachdiagramme, kart.
DM 5,80/S 49.–

Schach TV-Worldcup '82
Turnier der Schachgroßmeister.
(4133) Von Helmut Pfleger und Eugen Kurz, 208 S., 41 s/w-Fotos, 3 Zeichnungen, gebunden.
DM 26,80/S 218.–

Schachstrategie
Ein Intensivkurs mit Übungen und ausführlichen Lösungen.
(0584) Von Alexander Koblenz, dt. Bearb. von Karl Colditz, 212 S., 240 Diagramme, kart.
DM 16,80/S 139.–

Falken-Handbuch **Schach**
Das Handbuch für Anfänger und Könner.
(4051) Von Theo Schuster, 360 S., über 340 Diagramme, gebunden.
DM 29,80/S 239.–

Die besten Partien der deutschen Schachgroßmeister
(4121) Von Helmut Pfleger, 192 S., 29 s/w-Fotos, 89 Diagramme, Pappband.
DM 29,80/S 239.–

Turnier der Schachgroßmeister '83
Karpow · Hort · Browne · Miles · Chandler · Garcia · Rogers · Kindermann.
(0718) Von Helmut Pfleger · Eugen Kurz, 176 S., 28 s/w-Fotos, 69 Diagramme, kart. **DM 16,80**/S 139.–

Lehr-, Übungs- und Testbuch der Schachkombinationen
(0649) Von Karl Colditz, 184 S., über 200 Diagramme, kart.
DM 14,80/S 119.–

Zug um Zug
Schach für jedermann 1
Offizielles Lehrbuch des Deutschen Schachbundes zur Erringung des Bauerndiploms.
(0648) Von Helmut Pfleger und Eugen Kurz, 80 S., 24 s/w-Fotos, 8 Zeichnungen, 60 Diagramme, kart. **DM 6,80**/S 59.–

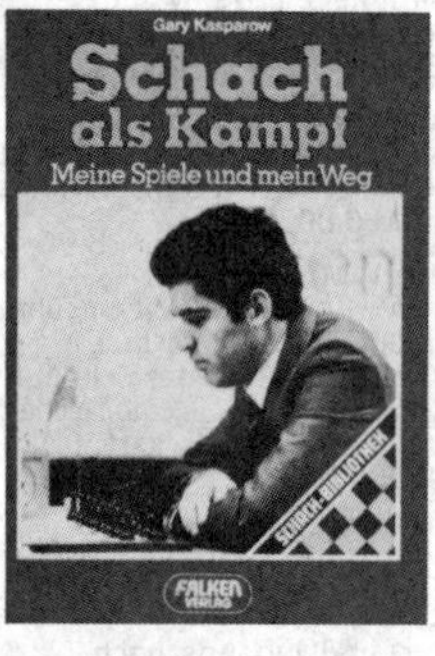

Schach als Kampf
(0729) Von Gary Kasparow, 144 S., 95 Diagramme, 9 s/w-Fotos, kart.,
DM 14,80/S 119.–

Zug um Zug
Schach für jedermann 2
Offizielles Lehrbuch des Deutschen Schachbundes zur Erringung des Turmdiploms. (0659) Von Helmut Pfleger und Eugen Kurz, 132 S., 8 s/w-Fotos, 14 Zeichnungen, 78 Diagramme, kart.
DM 9,80/S 79.–

Schachtraining mit den Großmeistern
(0670) Von Hans Bouwmeester, 128 S., 90 Diagramme, kart.
DM 14,80/ S 119.–

Spiele, Denksport, Unterhaltung

Kartenspiele
(2001) Von Claus D. Grupp, 144 S., kart. **DM 7,80**/S 69.–

Neues Buch der siebzehn und vier Kartenspiele
(0095) Von Karl Lichtwitz, 96 S., kart. **DM 6,80**/S 59.–

Alles über Pokern
Regeln und Tricks.
(2024) Von Claus D. Grupp, 120 S., 29 Kartenbilder, kart.
DM 8,80/S 74.–

Rommé und Canasta
in allen Variationen.
(2025) Von Claus D. Grupp, 124 S., 24 Zeichnungen, kart.,
DM 9,80/S 79.–

Schafkopf, Doppelkopf, Binokel, Cego, Gaigel, Jaß, Tarock und andere „Lokalspiele".
(2015) Von Claus D. Grupp, 152 S., kart. **DM 9,80**/S 79.–

Das Skatspiel
Eine Fibel für Anfänger.
(0206) Von Karl Lehnhoff, überarb. von P. A. Höfges, 96 S., kart.
DM 5,80/S 49.–

Falken-Handbuch **Patiencen**
(4151) Von U. v. Lyncker, ca. 192 S., ca. 120 Abbildungen, Pappband.
DM 19,80/S 159.–

Patiencen
in Wort und Bild.
(2003) Von Irmgard Wolter, 136 S., kart. **DM 7,80**/S 69.–

Kartentricks
(2010) Von Theodor A. Rosee, 80 S., 13 Zeichnungen, kart. **DM 6,80**/S 59.–

Neue Kartentricks
(2027) Von Klaus Pankow, 104 S., 20 Abb., kart. **DM 7,80**/S 69.–

Falken-Handbuch **Bridge**
Von den Grundregeln zum Turniersport.
(4092) Von Wolfgang Voigt und Karl Ritz, 276 S., 792 Zeichnungen, gebunden.
DM 39,-/S 319.–

Spielend Bridge lernen
(2012) Von Josef Weiss, 108 S., kart. **DM 7,80**/S 69.–

Spieltechnik im Bridge
(2004) Von Victor Mollo und Nico Gardener, deutsche Adaption von Dirk Schröder, 216 S., kart.
DM 16,80/S 139.–

Besser Bridge spielen
Reiztechnik, Spielverlauf und Gegenspiel. (2026) Von Josef Weiss, 143 S., mit vielen Diagrammen, kart. **DM 14,80**/S 119.–

Mah-Jongg
Das chinesische Glücks-, Kombinations- und Gesellschaftsspiel. (2030) Von Ursula Eschenbach, 80 S., 30 s/w-Fotos, 5 Zeichnungen, kart. **DM 9,80**/S 79.–

Backgammon
für Anfänger und Könner. (2008) Von Georg W. Fink und Guido Fuchs, 116 S., 41 Abb., kart. **DM 9,80**/S 79.–

Würfelspiele
für jung und alt. (2007) Von Friedrich Pruss, 112 S., kart. **DM 7,80**/S 69.–

Gesellschaftsspiele
für drinnen und draußen. (2006) Von Heinz Görz, 128 S., kart.
DM 6,80/S 59.–

Spiele für Party und Familie
(2014) Von Rudi Carell, 160 S., 50 Abb., gebunden. **DM 9,80**/S 79.–

Dame
Das Brettspiel in allen Variationen.
(2028) Von Claus D. Grupp, 104 S., viele Diagramme, kart. **DM 9,80**/S 79.–

Das japanische Brettspiel GO
(2020) Von Winfried Dörholt, 104 S., 182 Diagramme, kart. **DM 9,80**/S 79.–

So gewinnt man gegen Video- und Computerspiele
(0644) Von Christine Kerler, 160 S., 25 Zeichnungen, 21 s/w-Fotos, kart.
DM 6,80/S 59.–

Denksport und Schnickschnack
für Tüftler und fixe Köpfe. (0362) Von Jürgen Barto, 100 S., 45 Abb., kart.
DM 6,80/S 59.–

Rätselspiele, Quiz- und Scherzfragen
für gesellige Stunden. (0577) Von Karl-Hermann Schneider, 168 S., über 100 Zeichnungen, Pappband.
DM 16,80/S 139.–

Knobeleien und Denksport
(2019) Von Klas Rechberger, 142 S., mit vielen Zeichnungen, kart.
DM 7,80/S 69.–

Quiz
Mehr als 1500 ernste und heitere Fragen aus allen Gebieten. (0129) Von Reinhold Sautter und Waltraud Pröve, 92 S., 9 Zeichnungen, kart. **DM 6,80**/S 59.–

Der große Rätselknacker
Über 100.000 Rätselfragen. (4022) Zusammengestellt von Hans-Jürgen Winkler, 544 S., kart.
DM 19,80/S 159.–

Rätsel lösen – ein Vergnügen
Ein Lexikon für Rätselfreunde. (0182) Von Erich Maier, 240 S., kart.
DM 12,80/S 99.–

500 Rätsel selberraten
(0681) Von Eberhard Krüger, 272 S., kart. **DM 9,95**/S 79.–

501 Rätsel selberraten
(0711) Von Eberhard Krüger, 272 S., kart. **DM 9,95**/S 79.–

Das Super-Kreuzwort-Rätsel-Lexikon
Über 150.000 Begriffe. (4126) Von Hans Schiefelbein, 688 S., Pappband.
DM 19,80/S 159.–

Punkt, Punkt, Komma, Strich
Zeichenstunden für Kinder. (0564) Von Hans Witzig, 144 S., über 250 Zeichnungen, kart. **DM 6,80**/S 59.–

Einmal grad und einmal krumm
Zeichenstunden für Kinder. (0599) Von Hans Witzig, 144 S., 363 Abb., kart.
DM 6,80/S 59.–

Die Preise entsprechen dem Status beim Druck dieses

Kinderspiele
die Spaß machen.
(2009) Von Helen Müller-Stein, 112 S., 28 Abb., kart. **DM 6,80**/S 59.–

Spiele für Kleinkinder
(2011) Von Dieter Kellermann, 80 S., kart. **DM 5,80**/S 49.–

Kasperletheater
Spieltexte und Spielanleitungen · Basteltips für Theater und Puppen. (0641) Von Ursula Lietz, 136 S., 4 Farbtafeln, 12 s/w-Fotos, 39 Zeichnungen, kart. **DM 9,80**/S 79.–

Kindergeburtstag
Vorbereitung, Spiel und Spaß. (0287) Von Dr. Ilse Obrig, 104 S., 40 Abb., 11 Zeichnungen, 9 Lieder mit Noten, kart. **DM 5,80**/S 49.–

Kinderfeste
daheim und in Gruppen. (4033) Gerda Blechner, 240 S., 320 Abb., gebunden. **DM 19,80**/S 159.–

Scherzfragen, Drudel und Blödeleien
gesammelt von Kindern. (0506) Herausgegeben von Waltraud Pröve, 112 S., 57 Zeichnungen, kart. **DM 5,80**/S 49.–

Die Schlümpfe und ihre Freunde
(0686) Von Peyo, 80 S., viele Zeichnungen, kart. **DM 2,95**/S 24.–

Die Schlümpfe und der Zauberer Gargamel
(0687) Von Peyo, 80 S., viele Zeichnungen, kart. **DM 2,95**/S 24.–

Die Schlümpfe und Schlumpfinchen
(0688) Von Peyo, 80 S., viele Zeichnungen, kart. **DM 2,95**/S 24.–

Die Schlümpfe in Schlumpfhausen
(0689) Von Peyo, 80 S., viele Zeichnungen, kart. **DM 2,95**/S 24.–

Kein schöner Land . . .
Das große Buch unserer beliebtesten Volkslieder. (4150) Das Buch zur Aktion „Dalli-Dalli hilft", 208 S., 108 Farbzeichnungen, Pappband. **19,80**/S 159.–

Die schönsten Wander- und Fahrtenlieder
(0462) Herausgegeben von Franz R. Miller, empfohlen vom Deutschen Sängerbund, 80 S., mit Noten und Zeichnungen, kart. **DM 5,80**/S 49.–

Die schönsten Volkslieder
(0432) Herausgegeben von Dietmar Walther, 128 S., mit Noten und Zeichnungen, kart. **DM 4,80**/S 39.–

Die schönsten Berg- und Hüttenlieder
(0514) Herausgegeben von Franz R. Miller, empfohlen vom Deutschen Sängerbund, 104 S., mit Noten und Zeichnungen, kart. **DM 5,80**/S 49.–

Wir lernen tanzen
Standard- und lateinamerikanische Tänze. (0200) Von Ernst Fern, 168 S., 118 s/w-Fotos, 47 Zeichnungen, kart. **DM 9,80**/S 79.–

Tanzstunde
(5018) Von Gerd Hädrich, 172 S., 442 s/w-Fotos, 140 Zeichnungen, Pappband. **DM 19,80**/S 159.–

So tanzt man Rock'n'Roll
Grundschritte · Figuren · Akrobatik. (0573) Von Wolfgang Steuer und Gerhard Marz, 224 S., 303 Abb., kart. **DM 16,80**/S 139.–

Wir geben eine Party
(0192) Von Elisabeth Ruge, 88 S., 8 Farbtafeln, 23 Zeichnungen, kart. **DM 8,80**/S 74.–

Neue Spiele für Ihre Party
(2022) Von Gerda Blechner, 120 S., 54 Zeichnungen, kart. **DM 7,80**/S 69.–

Lustige Tanzspiele und Scherztänze
für Parties und Feste. (0165) Von Ewald Bäulke, 80 S., 53 Abb., kart. **DM 6,80**/S 59.–

Straßenfeste, Flohmärkte und Basare
Praktische Tips für Organisation und Durchführung. (0592) Von Hugo Schuster, 96 S., 52 Fotos, 17 Zeichnungen, kart. **DM 12,80**/S 99.–

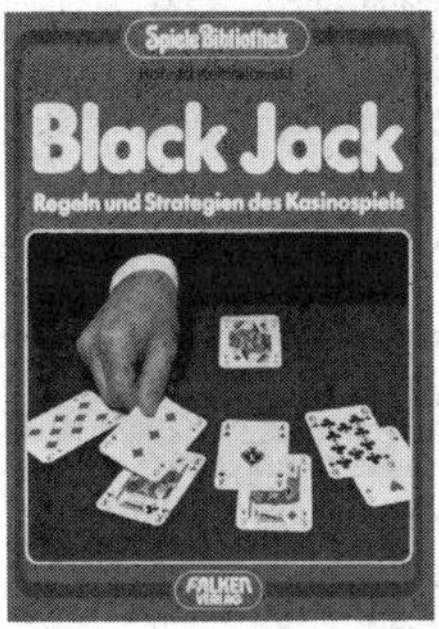

Black Jack
Regeln und Strategien des Kasinospiels (2032) Von Konrad Kelbratowski, 88 S., kart. **DM 9,80**/S 79.–

Roulette richtig gespielt
Systemspiele, die Vermögen brachten. (0121) Von Martin Jung, 96 S., zahlreiche Tabellen, kart. **DM 7,80**/S 69.–

Kartenspiele für Kinder
(0533) Von Claus D. Grupp, 136 S., 24 Abb., kart. **DM 6,80**/S 59.–

Disco-Tänze
(0491) Von Barbara und Felicitas Weber, 104 S., 104 Abb., kart. **DM 6,80**/S 59.–

365 Schwedenrätsel
(4173) Von Günther Borutta, 336 S., kart. **DM 16,80**/S 139.–

Kindergeburtstage die keiner vergißt
Planung, Gestaltung, Spielvorschläge (0698) Von G. und G. Zimmermann, 102 S., kart. **DM 9,80**/S 79.–

Es war einmal . . .
Unsere beliebtesten Märchen
(4170) Hrsg. von R. Wehse und D. Enzian, 208 S., 119 Zeichnungen, Pappband, **DM 19,80**/S 159.–

Wilhelm-Busch-Album
Jubiläumsausgabe mit 1700 farbigen Bildern. (3028) 408 S., Großformat, geb. **DM 39,–**/S 319.–

Es ist ein Brauch von alters her . . .
Lebensweisheiten
(2214) Von Wilhelm Busch, 80 S., 38 Zeichnungen, Pappband. **DM 9,80**/ S 85.–

Lachen, Witz und gute Laune
Lustige Texte für Ansagen und Vorträge. (0149) Von Erich Müller, 104 S., 44 Abb., kart. **DM 6,80**/S 59.–

Tolle Sketche
mit zündenden Pointen – zum Nachspielen. (0656) Von Eberhard Cohrs, 112 S., kart. **DM 9,80**/S 79.–

Vergnügliche Sketche
(0476) Von Horst Pillau, 96 S., mit lustigen Zeichnungen, kart. **DM 6,80**/S 59.–

Heitere Vorträge
(0528) Von Erich Müller, 182 S., 14 Zeichnungen, kart. **DM 9,80**/S 79.–

Die große Lachparade
Neue Texte für heitere Vorträge und Ansagen. (0188) Von Erich Müller, 108 S., kart. **DM 6,80**/S 59.–

So feiert man Feste fröhlicher
Heitere Vorträge und Gedicht. (0098) Von Dr. Allos, 96 S., 15 Abb., kart. **DM 5,80**/S 49.–

Lustige Vorträge für fröhliche Feiern
Sketche, Vorträge und Conferencen für Karneval und fröhliche Feste. (0284) Von Karl Lehnhoff, 96 S., kart. **DM 6,80**/S 59.–

Vergnügliches Vortragsbuch
(0091) Von Joseph Plaut, 192 S., kart. **DM 7,80**/S 69.–

Tolle Sachen zum Schmunzeln und Lachen
Lustige Ansagen und Vorträge. (0163) Von Erich Müller, 92 S., kart. **DM 6,80**/S 59.–

Humor für jedes Ohr
Fidele Sketche und Ansagen. (0157) Von Heinz Ehnle, 96 S., kart. **DM 6,80**/S 59.–

Sketche und spielbare Witze
für bunte Abende und andere Feste. (0445) Von Hartmut Friedrich, 120 S., 7 Zeichnungen, kart. **DM 6,80**/S 59.–

Sketsche
Kurzspiele zu amüsanter Unterhaltung. (0247) Von Margarete Gering, 132 S., 16 Abb., kart., **DM 6,80**/59.–

Dalli-Dalli-Sketche
aus dem heiteren Ratespiel von und mit Hans Rosenthal. (0527) Von Horst Pillau, 144 S., 18 Zeichnungen, kart. **DM 9,80**/S 79.–

Non Stop Nonsens
Sketche und Witze mit Spielanleitungen. (0511) Von Dieter Hallervorden, 160 S., geb. **DM 14,80**/S 119.–

Lustige Sketche für Jungen und Mädchen
(0669) Von Ursula Lietz und Ulrike Lange, 104 S., kart. **DM 7,80**/S 69.–

Gereimte Vorträge
für Bühne und Bütt. (0567) Von Günter Wagner, 96 S., kart. **DM 7,80**/S 69.–

Damen in der Bütt
Scherze, Büttenreden, Sketche. (0354) Von Traudi Müller, 136 S., kart. **DM 8,80**/S 74.–

Narren in der Bütt
Leckerbissen aus dem rheinischen Karneval. (0216) Zusammengestellt von Theo Lücker, 112 S., kart. **DM 6,80**/S 59.–

Rings um den Karneval
Karnevalsscherze und Büttenreden. (0130) Von Dr. Allos, 136 S., kart. **DM 9,80**/S 79.–

Helau und Alaaf 1
Närrisches aus der Bütt. (0304) Von Erich Müller, 112 S., kart. **DM 6,80**/S 59.–

Helau und Alaaf 2
Neue Büttenreden. (0477) Von Edmund Luft, 104 S., kart. **DM 7,80**/S 69.–

Humor und Stimmung
Ein heiteres Vortragsbuch. (0460) Von Günter Wagner, 112 S., kart. **DM 6,80**/S 59.–

Humor und gute Laune
Ein heiteres Vortragsbuch. (0635) Von Günter Wagner, 112 S., kart. **DM 8,80**/S 74.–

Das große Buch der Witze
(0384) Von E. Holz, 320 S., 36 Zeichnungen, geb. **DM 16,80**/S 139.–

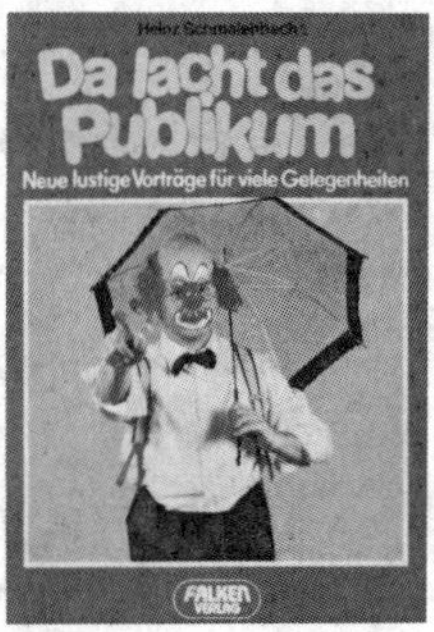

Da lacht das Publikum
Neue lustige Vorträge für viele Gelegenheiten. (0716) Von Heinz Schmalenbach, 104 S., kart. **DM 9,80**/S 79.–

Lach mit!
Witze für Kinder, gesammelt von Kindern. (0468) Herausgegeben von Waltraud Pröve, 128 S., 17 Zeichnungen, kart. **DM 5,80**/S 49.–

Witzig, witzig
(0507) Von Erich Müller, 128 S., 16 Zeichnungen, kart. **DM 6,80**/S 55.–

Lach mit den Schlümpfen
(0610) Von Peyo, 64 S., viele Abb., kart. **DM 6,80**/S 59.–

Die besten Witze und Cartoons des Jahres 1
(0454) Herausgegeben von Karl Hartmann, 288 S., 125 Zeichnungen, geb. **DM 16,80**/S 139.–

Die besten Witze und Cartoons des Jahres 2
(0488) Herausgegeben von Karl Hartmann, 288 S., 148 Zeichnungen, geb. **DM 16,80**/S 139.–

Die besten Witze und Cartoons des Jahres 3
(0524) Herausgegeben von Karl Hartmann, 288 S., 105 Zeichnungen, Pappband. **DM 16,80**/S 139.–

Die besten Witze und Cartoons des Jahres 4
(0579) Herausgegeben von Karl Hartmann, 288 S., 140 Zeichnungen, Pappband. **DM 16,80**/S 139.–

Die besten Witze und Cartoons des Jahres 5
(0642) Herausgegeben von Karl Hartmann, 288 S., 88 Zeichnungen, Pappband. **DM 16,80**/S 139.–

Das Superbuch der Witze
(4146) Von B. Bornheim, 504 S., 54 Cartoons, Pappband. **DM 15,–**/S 120.–

Die besten Beamtenwitze
(0574) Herausgegeben von Waltraud Pröve, 112 S., 61 Cartoons, kart. **DM 5,80**/S 49.–

Die besten Kalauer
(0705) Von Klaus Frank, 112 S., 12 Zeichnungen, kart., **DM 5,80**/S 49.–

Robert Lembkes Witzauslese
(0325) Von Robert Lembke, 160 S., mit 10 Zeichnungen von E. Köhler, gebunden. **DM 14,80**/S 119.–

Fred Metzlers Witze mit Pfiff
(0368) Von Fred Metzler, 120 S., kart. **DM 5,80**/S 49.–

O frivol ist mir am Abend
Pikante Witze von Fred Metzler. (0388) Von Fred Metzler, 128 S., mit Karikaturen, kart. **DM 5,80**/S 49.–

Herrenwitze
(0589) Von Georg Wilhelm, 112 S., 30 Zeichnungen, kart. **DM 5,80**/S 49.–

Witze am laufenden Band
(0461) Von Fips Asmussen, 118 S., kart. **DM 5,80**/S 49.–

Horror zum Totlachen
Gruselwitze
(0536) Von Franz Lautenschläger, 96 S., 44 Zeichnungen, kart. **DM 5,80**/S 49.–

Die besten Ostfriesenwitze
(0495) Herausgegeben von Onno Freese, 112 S., 17 Zeichnungen, kart. **DM 5,80**/S 49.–

Olympische Witze
Sportlerwitze in Wort und Bild. (0505) Von Wolfgang Willnat, 112 S., 126 Zeichnungen, kart.**DM 5,80**/S 49.–

Ich lach mit kaputt! Die besten Kinderwitze
(0545) Von Erwin Hannemann, 128 S., 15 Zeichnungen, kart. **DM 5,80**/S 49.–

Natur

Faszination Berg
zwischen Alpen und Himalaya. (4214) Von Toni Hiebeler, 96 S., 100 großformatige Farbfotos, Pappband. **DM 24,80**/S 198.–

Gefährdete und geschützte Pflanzen
erkennen und benennen. (0596) Von Wieland Schnedler und Karl Wolfstetter. 160 S., 140 Farbfotos, 4 Zeichnungen, kart. **DM 19,80**/S 159.–

Beeren und Waldfrüchte
erkennen und benennen, eßbar oder giftig? (0401) Von Jörg Raithelhuber, 120 S., 94 Farbfotos, kart. **DM 16,80**/S 139.–

Bäume und Sträucher
erkennen und benennen. (0509) Von Jörg Raithelhuber, 116 S., 108 Farbfotos, kart. **DM 16,80**/S 139.–

Falken-Handbuch **Pilze**
Mit über 250 Farbfotos und Rezepten. (4061) Von Martin Knoop, 276 S., 250 Farbfotos, 28 Zeichnungen, gebunden. **DM 39,–**/S 319.–

Pilze
erkennen und benennen. (0380) Von Jörg Raithelhuber, 136 S., 110 Farbfotos, kart. **DM 14,80**/S 119.–

Falken-Handbuch
Der Garten
Das moderne illustrierte Standardwerk. (4044) Von Gerhard Bambach, unter Mitarbeit von U. Kaiser, W. Velte und J. Zech, 770 S., 40 Farbtafeln, 77 Farbfotos, 787 s/w-Fotos, 147 Zeichnungen, gebunden. **DM 49,–**/S 398.–

Das Gartenjahr
Arbeitsplan für draußen und drinnen. (4075) Von Gerhard Bambach, 152 S., 16 Farbtafeln, viele Abb., kart. **DM 12,80**/S 99.–

Gartenteiche und Wasserspiele
planen, anlegen und pflegen. (4083) Von Horst R. Sikora, 160 S., 16 Farbtafeln, über 100 Skizzen und Abb., Pappband. **DM 29,80**/S 239.–

Gärtnern
(5004) Von Inge Manz, 64 S., 38 Farbfotos, Pappband. **DM 12,80**/S 99.–

Gärtner Gustavs Gartenkalender
Arbeitspläne · Pflanzenporträts · Gartenlexikon. (4155) Von Gustav Schoser, 120 S., 146 Farbfotos, 13 Tabellen, 203 farbige Zeichnungen, Pappband. **DM 24,80**/S 198.–

Leben im Naturgarten
Der Biogärtner und seine gesunde Umwelt. (4124) Von Norbert Jorek, 136 S., 68 s/w-Fotos, kart. **DM 12,80**/S 99.–

Mischkultur im Nutzgarten
Mit Jahreskalender und Anbauplänen. (0651) Von Helmut Oppel, 112 S., 8 Farbtafeln, 23s/w-Fotos, 29 Zeichnungen, kart. **DM 9,80**/S 79.–

Frühbeet und Kleingewächshaus
(5055) Von Gustav Schoser, 64 S., 43 Farbfotos, Pappband. **DM 12,80**/S 99.–

FALKEN VERLAG

Die Preise entsprechen dem Status beim Druck dieses

Insekten Mitteleuropas
erkennen und benennen. (0588) Von Helmut Bechtel, 144 S., 129 Farbfotos, 18 Zeichnungen, kart. **DM 16,80**/S 139.–

Schmetterlinge
Tagfalter Mitteleuropas erkennen und benennen. (0510) Von Thomas Ruckstuhl, 156 S., 136 Farbfotos, kart. **DM 16,80**/S 139.–

Blühende Zimmerpflanzen
(5010) Von Rolf Blaich, 64 S., 107 Farbfotos, Pappband. **DM 12,80**/S 99.–

Falken-Handbuch **Zimmerpflanzen**
1600 Pflanzenporträts.
(4082) Von Rolf Blaich, 432 S., 480 Farbfotos, 84 Zeichnungen, 1600 Pflanzenbeschreibungen, geb. **DM 39,–**/S 319.–

Blütenpracht in Grolit 2000
Der neue, mühelose Weg zu farbenprächtigen Zimmerpflanzen.
(5127) Von Gabriele Vocke, 64 S., 50 Farbfotos, Pappband.
DM 12,80/S 99.–

Zimmerbäume, Palmen und andere Blattpflanzen
(5111) Von Gustav Schoser, 96 S., 98 Farbfotos, 7 Zeichnungen, Pappband. **DM 16,80**/S 139.–

Biologisch zimmergärtnern
Zier- und Nutzpflanzen natürlich pflegen. (4144) Von Norbert Jorek, 152 S., 15 Farbtafeln, 120 s/w-Fotos, Pappband. **DM 19,80**/S 159.–

Hydrokultur
Pflanzen ohne Erde – mühelos gepflegt. (4080) Von Hans-August Rotter, 120 S., 67 farbige und s/w-Abb. sowie Zeichnungen, geb. **DM 19,80**/S 159.–

Zimmerpflanzen in Hydrokultur
Leitfaden für problemlose Blumenpflege. (0660) Von Hans-August Rotter, 32 S., 76 Farbfotos, 8 farbige Zeichnungen, Spiralbindung, kart. **DM 6,80**/S 59.–

Sukkulenten
Mittagsblumen, Lebende Steine, Wolfsmilchgewächs u. a.
(5070) Von Werner Hoffmann, 64 S., 82 Farbfotos, Pappband.
DM 12,80/S 99.–

Kakteen und andere Sukkulenten
300 Arten mit über 500 Farbfotos. (4116) Von Günter Andersohn, 316 S., 520 Farbtafeln, 193 Zeichnungen, geb. **DM 49,–**/S 398.–

Fibel für Kakteenfreunde
(0199) Von H. Herold, 102 S., 23 Farbfotos, kart. **DM 7,80**/S 69.–

Kakteen
Herkunft, Anzucht, Pflege, Klimabedingungen.
(5021) Von Werner Hoffmann, 64 S., 70 Farbfotos, Pappband.
DM 12,80/S 99.–

Faszinierende Formen und Farben
Kakteen
(4211) Von Katharina und Franz Schild, 96 S., 127 großformatige Farbfotos, Pappband. **DM 24,80**/S 198.–

Gemüse, Kräuter, Obst aus dem Balkongarten
– Erfolgreich ernten auf kleinstem Raum. (0694) Von Siegfried Stein, 32 S., 34 Farbfotos, 5 Zeichnungen, Spiralbindung, kart., **DM 7,80**/S 69.–

Erfolgstips für den Gemüsegarten
Mit naturgemäßem Anbau zu höherem Ertrag.
(0674) Von Franz Mühl, 80 S., 30 s/w-Fotos, 4 Zeichnungen, kart. **DM 7,80**/S 69.–

Der Obstgarten
Pflanzung · Pflege · Baumschnitt · Neuheiten. (5100) Von Joachim Zech, 64 S., 54 Farbfotos, Pappband.
DM 12,80/S 99.–

Der richtige Schnitt von Obst- und Ziergehölzen, Rosen und Hecken
(0619) Von Erich Zettl, 88 S., 8 Farbtafeln, 39 Zeichnungen, 21 s/w-Fotos, kart. **DM 7,80**/S 69.–

Unkraut im Garten
erkennen und erfolgreich bekämpfen. (0637) Von Friedrich und Heidrun Jantzen, 144 S., 190 Farbfotos, kart. **DM 16,80**/S 139.–

Das Blumenjahr
Arbeitsplan für drinnen und draußen. (4142) Von Gabriele Vocke, 136 S., 15 Farbtafeln, kart. **DM 12,80**/S 99.–

Blumenpracht im Garten
(5014) Von Inge Manz, 64 S., 93 Farbfotos, Pappband.
DM 12,80/S 99.–

Rosen
Arten – Pflanzung – Pflege.
(5065) Von Inge Manz, 64 S., 60 Farbfotos, Pappband. **DM 12,80**/S 99.–

Ziersträucher und -bäume im Garten
(5071) Von Inge Manz, 64 S., 91 Farbfotos, Pappband. **DM 12,80**/S 99.–

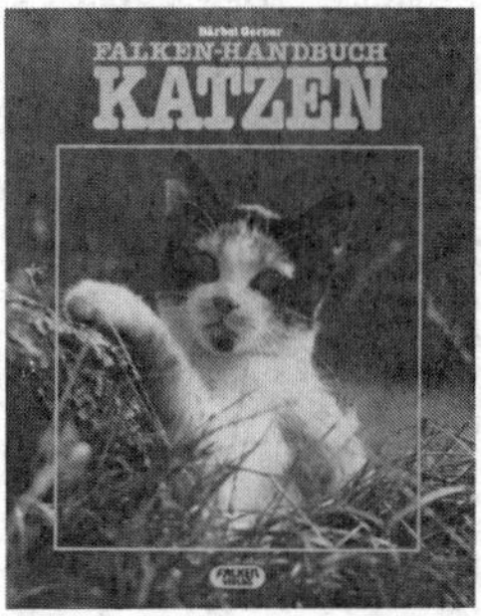

Falken-Handbuch **Katzen**
(4158) Von B. Gerber, 176 S., 294 Farb- und 88 s/w-Fotos, Pappband.
DM 39,–/S 319.–

Katzen
Rassen · Haltung · Pflege. (4216) Von Brigitte Eilert-Overbeck, 96 S., 82 großformatige Farbfotos, Pappband.
DM 24,80/S 198.–

Lieblinge auf Samtpfötchen **Katzen**
(2202) Von Brigitte Eilert-Overbeck, 80 S., 53 Farbfotos, 5 s/w-Fotos, Pappband. **DM 9,80**/S 85.–

Katzenkrankheiten
Erkennung und Behandlung. (0652) Von Dr. med. vet. Rolf Spangenberg, 176 S., 64 s/w-Fotos, 4 Zeichnungen, kart.
DM 9,80/S 79.–

Steingärten
Anlage – Pflanzen – Pflege.
(5092) Von Martin Haberer, 64 S., 90 Farbfotos, Pappband.
DM 12,80/S 99.–

Balkons in Blütenpracht
zu allen Jahreszeiten.
(5047) Von Nikolaus Uhl, 64 S., 82 Farbfotos, Pappband. **DM 12,80**/S 99.–

Kübelpflanzen
für Balkon, Terrasse und Dachgarten.
(5132) Von Martin Haberer, 64 S., 70 Farbfotos, Pappband.
DM 14,80/S 119.–

Kletterpflanzen
Rankende Begrünung für Fassade, Balkon und Garten.
(5140) Von Martin Haberer, 64 S., 70 Farbabb., 2 Zeichnungen, Pappband.
DM 12,80/S 99.–

Grabgestaltung
Bepflanzung und Pflege zu jeder Jahreszeit. (5120) Von Nikolaus Uhl, 64 S., 77 Farbfotos, 2 Zeichnungen, Pappband. **DM 14,80**/S 119.–

Blütenpracht in Haus und Garten
Der große praktische Ratgeber mit über 1000 farbigen Abbildungen.
(4145) Von Martin Haberer, Friedrich Jantzen, Gernot Lysek, Peter Möhring und Nikolaus Uhl, 352 S., 1012 Farbfotos, 3 Zeichnungen, Pappband.
DM 29,80/S 239.–

Sag's mit Blumen
Pflege und Arrangieren von Schnittblumen.
(5103) Von Peter Möhring, 64 S., 68 Farbfotos, 2 s/w-Fotos, Pappband.
DM 12,80/S 99.–

Bonsai
Japanische Miniaturbäume und Miniaturlandschaften.
Anzucht, Gestaltung und Pflege.
(4091) Von Benedikt Lesniewicz, 160 S., 106 Farbfotos, 46 s/w-Fotos, 115 Zeichnungen, geb. **DM 68,–**/S 549.–

Falken-Handbuch **Das Terrarium**
(4069) Von Burkhard Kahl, Paul Gaupp, Dr. Günter Schmidt, 336 S., 215 Farbfotos, geb. **DM 58,–**/S 460.–

Falken-Handbuch **Das Aquarium**
Einrichtung, Pflege und Fische für Süß- und Meerwasser. (4029) Von Hans J. Mayland, 334 S., über 415 Farbfotos und Farbtafeln, 150 Zeichnungen, geb.
DM 39,–/S 319.–

Aquarienfische
des tropischen Süßwassers. (5003) Von Hans J. Mayland, 64 S., 98 Farbfotos, Pappband. **DM 12,80**/S 99.–

Süßwasser-Aquarienfische
(4212) Von Burkhard Kahl, 96 S., 108 großformatige Farbfotos, Pappband. kart. **DM 24,80**/S 198.–

Das Süßwasser-Aquarium
Einrichtung – Pflege – Fische – Pflanzen. (0153) Von Hans J. Mayland, 132 S., 163 Zeichnungen, 8 Farbtafeln, kart. **DM 8,80**/S 74.–

Das Meerwasser-Aquarium
Einrichtung – Pflege – Fische und niedere Tiere. (0281) Von Hans J. Mayland, 146 S., 30 farbige und 228 s/w-Abb., kart. **DM 14,80**/S 119.–

FALKEN VERLAG

Orchideen
(4215) Von Gustav Schoser, 96 S., 143 großformatige Farbfotos, Pappband. **DM 24,80**/S 198.–

Orchideen
Eigenart – Schnittblumen – Topfkultur – Pflege. (5038) Von Gustav Schoser, 64 S., 75 Farbfotos, Pappband. **DM 14,80**/S 119.–

Keime, Sprossen, Küchenkräuter
am Fenster ziehen – rund ums Jahr. (0658) Von Friedrich und Heidrun Jantzen, 32 S., 55 Farbfotos, Spiralbindung, kart. **DM 6,80**/S 59.–

Falken-Handbuch **Hunde**
(4118) Von Horst Bielfeld, 176 S., 222 Farbfotos und Farbzeichnungen, 73 s/w-Abb., geb. **DM 39,–**/S 319.–

Hunde
Rassen · Erziehung · Haltung. (4209) Von Horst Bielfeld, 96 S., 101 großformatige Farbfotos, Pappband. **DM 24,80**/S 198.–

Das neue Hundebuch
Rassen · Aufzucht · Pflege. (0009) Von Walter Busack, überarbeitet von Dr. med. vet. A. H. Hacker, 104 S., 8 Farbtafeln, kart. **DM 8,80**/S 74.–

Falken-Handbuch
Der Deutsche Schäferhund
(4077) Von Ursula Förster, 228 S., 160 farbige und s/w-Abb. sowie Zeichnungen, geb. **DM 29,80**/S 239.–

Der Deutsche Schäferhund
(0073) Von Alfred Hacker, 104 S., 56 Abb., kart. **DM 7,80**/S 69.–

Dackel, Teckel, Dachshund
Aufzucht · Pflege · Ausbildung. (0508) Von Marianne Wein-Gysae, 112 S., 4 Farbtafeln, 43 s/w-Fotos, 2 Zeichnungen, kart. **DM 9,80**/S 79.–

Hunde-Ausbildung
Verhalten – Gehorsam – Abrichtung. (0346) Von Prof. Dr. Rudolphine Menzel, 96 S., 18 Fotos, kart. **DM 7,80**/S 69.–

Hundekrankheiten
Erkennung und Behandlung, Steuerung des Sexualverhaltens. (0570) Von Dr. med. vet. Rolf Spangenberg, 128 S., 68 s/w-Fotos, 10 Zeichnungen, kart. **DM 9,80**/S 79.–

Das neue Katzenbuch
Rassen – Aufzucht – Pflege. (0427) Von Brigitte Eilert-Overbeck, 136 S., 14 Farbfotos, 26 s/w-Fotos, kart. **DM 8,80**/S 74.–

Hilfe für den Wald
Ursachen, Schadbilder, Hilfsprogramme. Was jeder wissen muß, um unser wichtigstes Öko-System zu retten. (4164) Von K. F. Wentzel, R. Zundel, 128 S., 178 Farb- u. 6 s/w-Fotos, 60 Zeichnungen, kart. **DM 19,80**/S 159.–

So wird mein Garten zum Biogarten
Alles über die Umstellung auf naturgemäßen Anbau. (0706) Von Ingrid Gabriel, 128 S., durchgehend 4farbig, 73 Farbfotos und Zeichnungen, kart. **DM 14,80**/S 119.–

Cichliden
Pflege, Herkunft und Nachzucht der wichtigsten Buntbarscharten (5144) Von J. in't Veen, 96 S., 163 Farbfotos, Pbd. **DM 19,80**/S 159.–

Gesunde Pflanzen im Biogarten
Biologische Maßnahmen bei Schädlingsbefall und Pflanzenkrankheiten. (0707) Von Ingrid Gabriel, 128 S., durchgehend 4farbig, 73 Farbfotos und Zeichnungen, kart. **DM 14,80**/S 119.–

Der Biogarten unter Glas und Folie
Ganzjährig erfolgreich ernten. (0722) Von Ingrid Gabriel, 128 S., durchgehend vierfarbig, 58 Fotos, 39 Zeichn., kart. **DM 14,80**/S 119.–

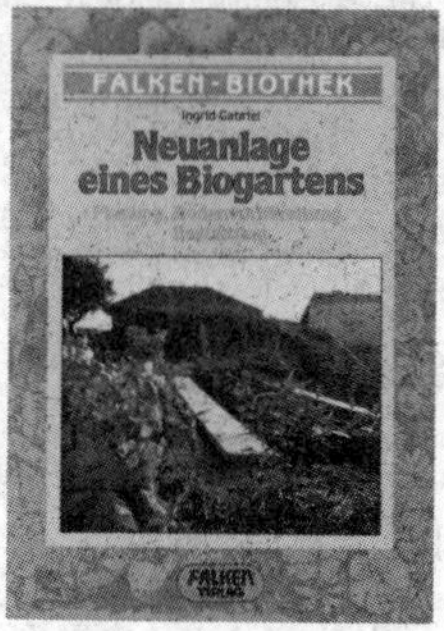

Neuanlage eines Biogartens
Planung, Bodenvorbereitung, Gestaltung (0721) Von Ingrid Gabriel, 128 S., durchgehend vierfarb., 73 Farbfotos, 35 Zeichnungen, kart. **DM 14,80**/S 119.–

Das Bio-Gartenjahr
Arbeitsplan für naturgemäßes Gärtnern. (4169) Von Norbert Jorek, 128 S., 8 Farbtafeln, 70 s/w-Abb., kart. **DM 14,80**/S 119.–

Vom betörenden Zauber der **Rosen**
(2206) Von Helmut Steinhauer, 80 S., 89 Farbfotos und Zeichnungen, Pappband, **DM 9,80**/S 85.–

Bauernregeln
Wenn die Schwalben niedrig fliegen (2208) Von G. Haddenbach, 80 S., 52 Farbfotos und Zeichnungen, Pappband. **DM 9,80**/S 85.–

Hunde
Die treuen Freunde des Menschen (2207) Von Rolf Spangenberg, 80 S., 49 Farbfotos und Zeichnungen, Pappband. **DM 9,80**/S 85.–

Ponys
Rassen, Haltung, Reiten. (4205) Von Stefan Braun, 96 S., 84 großformatige Farbfotos, Pappband. **DM 24,80**/S 198.–

Vögel
Die wichtigsten Arten Mitteleuropas erkennen und benennen. (0554) Von Joachim Zech, 152 S., 135 Farbfotos, 4 s/w-Fotos, 5 Zeichnungen, kart. **DM 16,80**/S 139.–

Wellensittiche
Arten · Haltung · Pflege · Sprechunterricht · Zucht. (5136) Von Horst Bielfeld, 64 S., 59 Farbfotos, Pappband. **DM 12,80**/S 99.–

Papageien und Sittiche
Arten · Pflege · Sprechunterricht. (0591) Von Horst Bielfeld, 112 S., 8 Farbtafeln, kart. **DM 9,80**/S 79.–

Gesundheit

Der praktische Hausarzt
(4100) Von Dr. med. Rosemarie Jäkel, 608 S., 201 s/w-Fotos, 118 Zeichnungen, Pappband. **DM 29,80**/S 239.–

Heiltees und Kräuter für die Gesundheit
(4123) Von Gerhard Leibold, 136 S., 15 Farbtafeln, 16 Zeichnungen, kart. **DM 12,80**/S 99.–

Falken-Handbuch **Heilkräuter**
Modernes Lexikon der Pflanzen und Anwendungen (4076) Von Gerhard Leibold, 392 S., 183 Farbfotos, geb. **DM 39,–**/S 319.–

Die farbige Kräuterfibel
(0245) Von Ingrid Gabriel, 196 S., 49 farbige und 97 s/w-Abb., Pappband. **DM 14,80**/S 119.–

Arzneikräuter und Wildgemüse
erkennen und benennen. (0459) Von Jörg Raithelhuber, 144 S., 108 Farbfotos, kart. **DM 16,80**/S 139.–

Falken-Handbuch **Bio-Medizin**
Alles über die moderne Naturheilpraxis. (4136) Von Gerhard Leibold, 552 S., 16 Farbtafeln, Pappband. **DM 39,–**/S 319.–

Gesund bleiben – gesund werden durch Enzyme
(0677) Von Gerhard Leibold, 96 S., kart. **DM 9,80**/S 79.–

Gesund bleiben – gesund werden durch Heilfasten
(0713) Von Gerhard Leibold, 108 S., kart. **DM 9,80**/S 79.–

So lebt man länger nach Dr. Le Comptes Erfolgsmethode!
Vital und gesund bis ins hohe Alter. (4129) Von Dr. Herman Le Compte, Pia Pervenche, 224 S., geb. **DM 24,80**/S 198.–

Gesundheit und Spannkraft durch Yoga
(0321) Von Lothar Frank und Ursula Ebbers, 112 S., 50 s/w-Fotos, kart. **DM 7,80**/S 69.–

Yoga für jeden
(0341) Von Kareen Zebroff, 156 S., 135 Abb., kart. **DM 20,–**/S 160.–

Yoga gegen Haltungsschäden und Rückenschmerzen
(0394) Von Alois Raab, 104 S., 215 Abb., kart. **DM 6,80**/S 59.–

Hypnose und Autosuggestion
Methoden – Heilwirkungen – praktische Beispiele. (0483) Von Gerhard Leibold, 116 S., kart. **DM 7,80**/S 69.–

Autogenes Training
Anwendung · Heilwirkungen · Methoden. (0541) Von Rolf Faller, 128 S., 3 Zeichnungen, kart. **DM 9,80**/S 79.–

Eigenbehandlung durch Akupressur
Heilwirkungen – Energielehre – Meridiane. (0417) Von Gerhard Leibold, 152 S., 78 Abb., kart. **DM 9,80**/S 79.–

Die fernöstliche Fingerdrucktherapie Shiatsu
Anleitungen zur Selbsthilfe – Heilwirkungen. (0615) Von Gerhard Leibold, 196 S., 180 Abb., kart. **DM 16,80**/S 139.–

FALKEN VERLAG

Die Preise entsprechen dem Status beim Druck dieses

10 Minuten täglich Tele-Gymnastik
(5102) Von Beate Manz und Kafi Biermann, 128 S., 381 Abb., kart.
DM 12,80/S 99.–

Gesund und fit durch Gymnastik
(0366) Von Hannelore Pilss-Samek, 132 S., 150 Abb., kart. **DM 7,80**/S 69.–

Stretching
Mit Dehnungsgymnastik zu Entspannung, Geschmeidigkeit und Wohlbefinden. (0717) Von Hans Schulz, 80 S., 90 s/w-Fotos, kart.
DM 7,80/S 69.–

Schönheitspflege
Kosmetische Tips für jeden Tag. (0493) Von Heide Zander, 180 S., 25 Abb., kart.
DM 7,80/S 69.–

Tanz und Spiele für Bewegungsbehinderte
Ein Anfängerkurs für alle, die mitmachen wollen. Empfohlen vom Bundesverband für Tanztherapie e.V. (0581) Von Wally Kaechele, 96 S., 105 s/w-Fotos, 9 Zeichnungen, Spiralbindung.
DM 19,80/S 159.–

Natur-Apotheke
Gesundheit durch altbewährte Kräuterrezepte und Hausmittel.
(4156) Von Gerhard Leibold, 236 S., 105 Zeichnungen, 8 Farbtafeln, kart.,
DM 19,80/S 159.–
(4157) Pappband, **26,80**/S 218.–

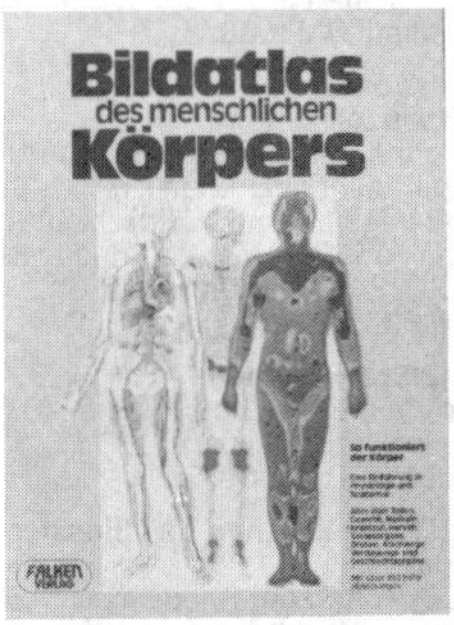

Bildatlas des menschlichen Körpers
(4177) Von G. Pogliani u. V. Vannini, 112 S., über 450 Farbabb., Pappband,
DM 29,80/S 239.–

Fußmassage
Reflexzonentherapie am Fuß
(0714) Von Gerhard Leibold, 96 S., 38 Zeichnungen, kart. **DM 9,80**/S 79.–

Rheuma und Gicht
Krankheitsbilder, Behandlung, Therapieverfahren, Selbstbehandlung, richtige Lebensführung und Ernährung
(0712) Von Dr. J. Höder, J. Bandick, 104 S., kart. **DM 9,80**/S 79.–

Krampfadern
Ursachen, Vorbeugung, Selbstbehandlung, Therapieverfahren
(0727) Von Dr. med. Kurt Steffens, 96 S., 38 Abb., kart. **DM 9,80**/S 79.–

Aktiv Yoga
(0709) Von Karen Zebroff, 112 S., 102 Farbfotos, Spiralbindung, kart.
DM 14,80/S 119.–

Ratgeber, Lebenshilfe

Umgangsformen heute
Die Empfehlungen des Fachausschusses für Umgangsformen. (4015) 282 S., 160 s/w-Fotos, 25 Zeichnungen, geb.
DM 29,80/S 239.–

Der Gute Ton
Ein moderner Knigge. (0063) Von Irmgard Wolter, 168 S., 38 Zeichnungen, kart. **DM 9,80**/S 79.–

Tischkarten und Tischdekorationen
(5063) Von Gabriele Vocke, 64 S., 79 Farbfotos, Pappband.
DM 12,80/S 99.–

Von der Verlobung zur Goldenen Hochzeit
Vorbereitung · Festgestaltung · Glückwünsche. (0393) Von Elisabeth Ruge, 120 S., kart. **DM 6,80**/S 59.–

Reden zur Hochzeit
Musteransprachen für Hochzeitstage. (0654) Von Günter Georg, 112 S., kart.
DM 6,80/S 59.–

Glückwünsche, Toasts und Festreden zur Hochzeit.
(0264) Von Irmgard Wolter, 128 S., kart.
DM 7,80/S 69.–

Hochzeits- und Bierzeitungen
Muster, Tips und Anregungen.
(0288) Von Hans-Jürgen Winkler, mit vielen Text- und Gestaltungsanregungen, 116 S., 15 Abb., 1 Musterzeitung, kart.
DM 6,80/S 59.–

Kindergedichte zur Grünen, Silbernen und Goldenen Hochzeit
(0318) Von Hans-Jürgen Winkler, 104 S., 20 Abb., kart. **DM 5,80**/S 49.–

Die Silberhochzeit
Vorbereitung · Einladung · Geschenkvorschläge · Festablauf · Menüs · Reden · Glückwünsche. (0542) Von Karin F. Merkle, 120 S., 41 Zeichnungen, kart.
DM 9,80/S 79.–

Großes Buch der Glückwünsche
(0255) Herausgegeben von Olaf Fuhrmann, 240 S., 77 Zeichnungen und viele Gestaltungsvorschläge, kart.
DM 9,80/S 79.–

Neue Glückwunschfibel
für Groß und Klein. (0156) Von Renée Christian-Hildebrandt, 96 S., kart.
DM 4,80/S 39.–

Glückwunschverse für Kinder
(0277) Von Bettina Ulrici, 80 S., kart.
DM 5,80/S 49.–

Die Redekunst · Rhetorik · Rednererfolg
(0076) Von Kurt Wolter, überarbeitet von Dr. W. Tappe, 80 S., kart.
DM 4,80/S 39.–

Reden und Ansprachen
für jeden Anlaß. (4009) Herausgegeben von Frank Sicker, 454 S., geb.
DM 39,–/S 319.–

Reden zum Jubiläum
Musteransprachen für viele Gelegenheiten (0595) Von Günter Georg, 112 S., kart. **DM 6,80**/S 59.–

Reden und Sprüche zu Grundsteinlegung, Richtfest und Einzug
Musteransprachen für viele Gelegenheiten. (0598) Von Albert Bruder, Günter Georg, 96 S., kart.
DM 6,80/S 59.–

Reden zu Familienfesten
Musteransprachen für viele Gelegenheiten. (0675) Von Günter Georg, 108 S., kart. **DM 6,80**/S 59.–

Festreden und Vereinsreden
Ansprachen für festliche Gelegenheiten. (0069) Von Karl Lehnhoff und Elisabeth Ruge, 88 S., kart. **DM 5,80**/S 49.–

Reden im Verein
Musteransprachen für viele Gelegenheiten. (0703) Von Günter Georg, 112 S., kart., **DM 6,80**/S 59.–

Trinksprüche, Richtsprüche, Gästebuchverse
(0224) Von Dieter Kellermann, 80 S., kart. **DM 5,80**/S 49.–

Ins Gästebuch geschrieben
(0576) Von Kurt H. Trabeck, 96 S., 24 Zeichnungen, kart. **DM 7,80**/S 69.–

Poesiealbumverse
Heiteres und Besinnliches. (0578) Von Anne Göttling, 112 S., 20 Abb., Pappband. **DM 14,80**/S 119.–

Verse fürs Poesiealbum
(0241) Von Irmgard Wolter, 96 S., 20 Abb., kart. **DM 5,80**/S 49.–

Rosen, Tulpen, Nelken . . .
Beliebte Verse fürs Poesiealbum
(0431) Von Waltraud Pröve, 96 S., mit Faksimile-Abb., kart. **DM 5,80**/S 49.–

Der Verseschmied
Kleiner Leitfaden für Hobbydichter. Mit Reimlexikon. (0597) Von Theodor Parisius, 96 S., 28 Zeichnungen, kart.
DM 7,80 /S 69.–

Moderne Korrespondenz
(4014) Von Hans Kirst und Wolfgang Manekeller, 568 S., gebunden.
DM 39,– /S 319.–

Der neue Briefsteller
(0060) Von Irmgard Wolter-Rosendorf, 112 S., kart.**DM 5,80** /S 49.–

Geschäftliche Briefe
des Privatmanns, Handwerkers und Kaufmanns. (0041) Von Alfred Römer, 96 S., kart.**DM 6,80** /S 59.–

Behördenkorrespondenz
Musterbriefe – Anträge – Einsprüche. (0412) Von Elisabeth Ruge, 120 S., kart.
DM 6,80 /S 59.–

Musterbriefe
für alle Gelegenheiten. (0231) Herausgegeben von Olaf Fuhrmann, 240 S., kart.**DM 9,80** /S 79.–

Privatbriefe
Muster für alle Gelegenheiten. (0114) Von Irmgard Wolter-Rosendorf, 132 S., kart.
DM 6,80 /S 59.–

Erfolgstips für den Schriftverkehr
Briefwechsel leicht gemacht durch einfachen Stil und klaren Ausdruck (0678) Von Joachim Werbellin, 120 S., kart.**DM 8,80** /S 74.–

Worte und Briefe der Anteilnahme
(0464) Von Elisabeth Ruge, 128 S., mit vielen Abbildungen, kart.
DM 9,80 /S 79.–

Lebenslauf und Bewerbung
Beispiele für Inhalt, Form und Aufbau. (0428) Von Hans Friedrich, 112 S., kart.
DM 6,80 /S 59.–

Erfolgreiche Bewerbungsbriefe
und Bewerbungsformen. (0138) Von Wolfgang Manekeller, 88 S., kart.
DM 5,80 /S 49.–

Die erfolgreiche Bewerbung
Bewerbung und Vorstellung. (0173) Von Wolfgang Manekeller, 156 S., kart.
DM 9,80 /S 79.–

Die Bewerbung
Der moderne Ratgeber für Bewerbungsbriefe, Lebenslauf und Vorstellungsgespräche. (4138) Von Wolfgang Manekeller, 264 S., Pappband.
DM 19,80 /S 159.–

Vorstellungsgespräche
sicher und erfolgreich führen. (0636) Von Hans Friedrich, 144 S., kart.
DM 9,80 /S 79.–

Zeugnisse im Beruf
richtig schreiben, richtig verstehen. (0544) Von Hans Friedrich, 112 S., kart.
DM 9,80 /S 79.–

In Anerkennung Ihrer . . . , Lob und Würdigung in Briefen und Reden.
(0535) Von Hans Friedrich, 136 S., kart.
DM 7,80 /S 69.–

Erfolgreiche Kaufmannspraxis
Wirtschaftliche Grundlagen, Geld, Kreditwesen, Steuern, Betriebsführung, Recht, EDV. (4046) Von W. Göhler, H. Gölz, M. Heibel, Dr. D. Machenheimer, mit einem Vorwort von Dr. K. Obermayr, 544 S., geb. **DM 34,–** /S 272.–

Der Rechtsberater im Haus
(4048) Von Karl-Heinz Hofmeister, 528 S., geb. **DM 39,–** /S 319.–

Arbeitsrecht
Praktischer Ratgeber für Arbeitnehmer und Arbeitgeber. (0594) Von Johannes Beuthner, 192 S., kart.
DM 16,80 /S 139.–

Mietrecht
Leitfaden für Mieter und Vermieter. (0479) Von Johannes Beuthner, 196 S., kart. **DM 14,80** /S 119.–

Scheidung und Unterhalt
nach dem neuen Eherecht. (0403) Von Rechtsanwalt Hans T. Drewes, 109 S., mit Kosten- und Unterhaltstabellen, kart.
DM 7,80 /S 69.–

Testament und Erbschaft
Erbfolge, Rechte und Pflichten der Erben, Erbschafts- und Schenkungssteuer, Muster für Testamente. (4139) Von Theodor Drewes und Rainer Hollender, 352 S., Pappband. **DM 26,80** /S 218.–

Erbrecht und Testament
Mit Erläuterungen des Erbschaftssteuergesetzes von 1974. (0046) Von Dr. jur. Hanns Wandrey, 124 S., kart.
DM 6,80 /S 59.–

Antiquitäten-(Ver)führer
Stilkunde – Wert – Echtheitsbestimmung. (5057) Von Margot Lutze, 128 S., 191 Farbfotos, Pappband.
DM 19,80 /S 159.–

Der Sklave Calvisius
Alltag in einer römischen Provinz 150 n. Chr. (4058) Von Alice Ammermann, Tilmann Röhrig, Gerhard Schmidt, 120 S., 99 Farbabb., 47 s/w-Abb., Pappband. **DM 19,80** /S 159.–

Die Kunst des Stillens nach neuesten Erkenntnissen
(0701) Von Prof. Dr. med. E. Schmidt/S. Brunn, 112 S., 20 Fotos und Zeichnungen, kart., **DM 9,80** /S 79.–

Elternsache Grundschule
(0692) Von K. Meynersen, 324 S., kart., **DM 26,80** /S 218.–

Sexualberatung
(0402) Von Dr. Marianne Röhl, 168 S., 8 Farbtafeln, 17 Zeichnungen, Pappband.
DM 19,80 /S 159.–

Wenn Sie ein Kind bekommen
(4003) Von Ursula Klamroth, Dr. med. H. Oster, 240 S., 86 s/w-Fotos, 30 Zeichnungen, geb. **DM 24,80** /S 198.–

Vorbereitung auf die Geburt
Schwangerschaftsgymnastik, Atmung, Rückbildungsgymnastik. (0251) Von Sabine Buchholz, 112 S., 98 s/w-Fotos, kart. **DM 6,80** /S 59.–

Wie soll es heißen?
(0211) Von D. Köhr, 136 S., kart.
DM 5,80 /S 49.–

Das Babybuch
Pflege · Ernährung · Entwicklung. (0531) Von Annelore Burkert, 136 S., 8 Farbtafeln, 41 s/w-Fotos, kart.
DM 12,80 /S 99.–

Die neue Lebenshilfe **Biorhytmik**
Höhen und Tiefen der persönlichen Lebenskurven vorausberechnen und danach handeln. (0458) Von Walter A. Appel, 157 S., 63 Zeichnungen, Pappband. **DM 9,80** /S 79.–

Energie aus Sonne, Wasser, Wind und Eis
Alles über Wärmedämmung, Wärmepumpen, Sonnendächer und andere Systeme. (0552) Von Volker Petzold, 216 S., 124 Abb., kart.
DM 16,80 /S 139.–

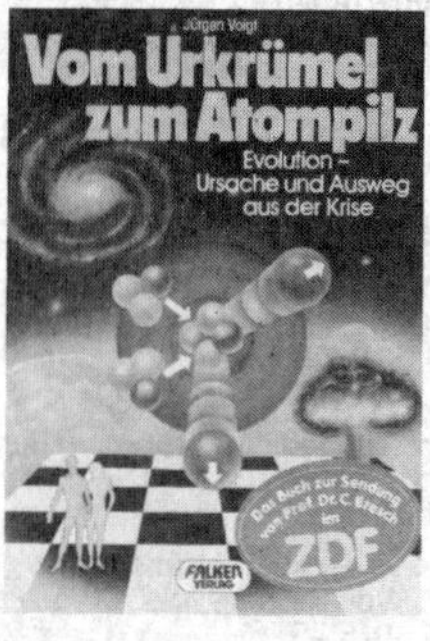

Vom Urkrümel zum Atompilz
Evolution – Ursache und Ausweg aus der Krise. (4181) Von Jürgen Voigt, 188 S., 20 Farb- u. 70 s/w-Fotos, 32 Zeichnungen, kart. **DM 19,80** /S 159.–

Astrologie
Das Orakel der Sterne.
(2211) Von B. A. Mertz, 80 S., 42 Farb- u. 15 s/w-Fotos, Pappband.
DM 9,80 /S 85.–

So finde ich einen Ausbildungsplatz
(0715) Von Hans Friedrich, 136 S., kart., **DM 9,80** /S 79.–

Falken-Handbuch **Astrologie**
Charakterkunde · Schicksal · Liebe und Beruf · Berechnung und Deutung von Horoskopen · Aszendenttabelle. (4068) Von Bernd A. Mertz mit einem Geleitwort von Hildegard Knef, 342 S., mit 60 erläuternden Grafiken, geb.
DM 29,80 /S 239.–

Selbst Wahrsagen mit Karten
Die Zukunft in Liebe, Beruf und Finanzen. (0404) Von Rhea Koch, 112 S., viele Abb., Pappband. **DM 12,80** /S 99.–

Weissagen, Hellsehen, Kartenlegen . . .
Wie jeder die geheimen Kräfte ergründen und für sich nutzen kann. (4153) Von Georg Haddenbach, 192 S., 40 Zeichnungen, Pappband.
DM 16,80 /S 139.–

Wahrsagen mit Tarot-Karten
(0482) Von Edwin J. Nigg, 112 S., 4 Farbtafeln, 52 s/w-Fotos, Abb., Pappband. **DM 14,80** /S 119.–

Aztekenhoroskop
Deutung von Liebe und Schicksal nach dem Aztekenkalender. (0543) Von Christa-Maria und Richard Kerler, 160 S., 20 Zeichnungen, Pappband.
DM 9,80 /S 79.–

Was sagt uns das Horoskop?
Praktische Einführung in die Astrologie. (0655) Von Bernd A. Mertz, 176 S., kart.
DM 9,80 /S 79.–

Das Super-Horoskop
(0465) Von Georg Haddenbach, 175 S., Pappband. **DM 9,80** /S 79.–

Liebeshoroskop für die 12 Sternzeichen
Glück und Harmonie mit Ihrem Traumpartner. Alles über Chancen, Beziehungen, Erotik, Zärtlichkeit, Leidenschaft. (0587) Von Georg Haddenbach, 144 S., 12 Zeichnungen, geb.
DM 6,80 /S 59.–

Die 12 Sternzeichen
Charakter, Liebe und Schicksal. (0385) Von Georg Haddenbach, 160 S., Pappband. **DM 9,80** /S 79.–

Die 12 Sternzeichen im chinesischen Horoskop
(0423) Von Georg Haddenbach, 128 S., Pappband. **DM 9,80** /S 79.–

Sternstunden
für Liebe, Glück und Geld, Berufserfolg und Gesundheit. Das ganz persönliche Mitbringsel für Widder (0621), Stier (0622), Zwillingen (0623), Krebs (0624), Löwe (0625), Jungfrau (0626), Waage (0627), Skorpion (0628), Schütze (0629), Steinbock (0630), Wassermann (0631), Fische (0632) Von Leo Cancer, 62 S., durchgehend farbig, Zeichnungen, Pappband. **DM 5,–** /S 39.–

So deutet man Träume
Die Bildersprache des Unbewußten. (0444) Von Georg Haddenbach, 160 S., Pappband. **DM 9,80** /S 79.–

Die Familie im Horoskop
(4161) Von B. A. Mertz, 296 S., 29 Zeichnungen, kart.
DM 16,80 /S 139.–

ZDF · ORF · DRS
Kompaß Jugend-Lexikon
(4096) Von Richard Kerler, Jochen Blum, unter Mitarbeit von Ursula Kopp, 336 S., 766 Farbfotos, 39 s/w-Fotos und Zeichnungen, Pappband.
DM 29,80 /S 239.–

Die Preise entsprechen dem Status beim Druck dieses

Der Weg zum richtigen Computer
Checklisten und Entscheidungshilfen für Auswahl und Einsatz im Betrieb.
(4801) Von W. Bauer, 558 S., Mappe mit Ringmechanik **DM 298,–**/S 2.398.–

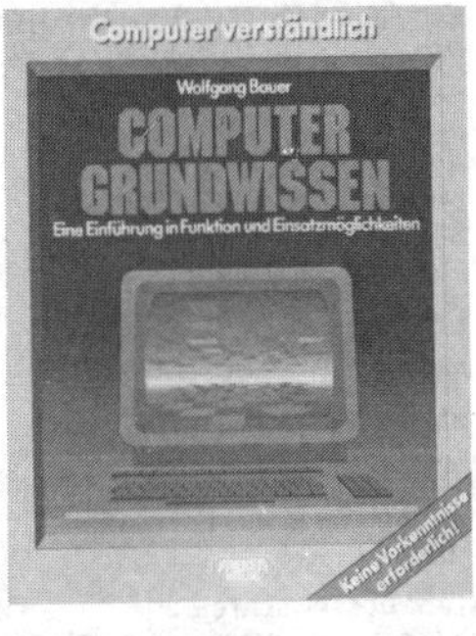

Computer Grundwissen
Eine Einführung in Funktion und Einsatzmöglichkeiten. (4302) Von Wolfgang Bauer, 176 Seiten, 193 Farb- und 12 s/w-Fotos, 37 Computergrafiken, kart., **DM 29,80**/S 239.–
(4301) Pappband, **DM 36,–**/S 298.–

Einführung in die Programmiersprache BASIC. (4303) Von Susan Curran und Ray Curnow, 192 S., 92 Zeichnungen, Spiralbindung. **DM 19,80**/S 159.–

Lernen mit dem Computer. (4304) Von Susan Curran und Ray Curnow, 144 S., 34 Zeichnungen, Spiralbindung, **DM 19,80**/S 159.–

Computerspiele, Grafik und Musik
(4305) Von Susan Curran und Ray Curnow, 148 S., 46 Zeichnungen, Spiralbindung. **DM 19,80**/S 159.–

Menschen, Computer und Roboter
(4502) Von Wolfgang Rudolph und Hedda Schatz, 144 Seiten und 8 Farbtafeln, kart. **DM 24,80**/S 198.–

Computer sind überall. (4501) Von Wolfgang Rudolph und Hedda Schatz, 144 S., 120 Abb., kart. **DM 24,80**/S 198.–

Das neue Wörterbuch der deutschen Gegenwartssprache
(4163) Von F. Hübner, 480 S., Pappband, **DM 19,80**/S 159.–

Endlich 18 und nun?
Rechte und Pflichten mit der Volljährigkeit. (0646) Von Richard Rathgeber, 224 S., 27 Zeichnungen, kart. **DM 14,80**/S 119.–

Psycho Tests
– Erkennen Sie sich selbst.
(0710) Von Bruce M. Nash, Randolph B. Monchick, 304 S., 81 Zeichnungen, kart., **DM 16,80**/S 139.–

Keine Angst vorm Fliegen
(0463) Von Rudolf Braunburg und Rainer-Joachim Pieritz, 159 S., 15 Farbtafeln, 68 s/w-Fotos, kart. **DM 12,80**/S 99.–

Dinosaurier
und andere Tiere der Urzeit. (4219) Von Gerolf Alschner, 96 S., 81 großformatige Farbzeichnungen, 4 s/w-Fotos, Pappband. **DM 24,80**/S 198.–

Lernhilfen

Deutsch für Ausländer im Selbstunterricht

Ausgabe für Italiener
(0254) Von Italo Nadalin und Ernst Richter, 156 S., 62 Zeichnungen, kart. **DM 9,80**/S 79.–

Ausgabe für Jugoslawen
(0261) Von I. Hladek und Ernst Richter, 132 S., 62 Zeichnungen, kart. **DM 9,80**/S 79.–

Ausgabe für Türken
(0262) Von B. I. Rasch und Ernst Richter, 136 S., 62 Zeichnungen, kart. **DM 9,80**/S 79.–

Deutsch – Ihre neue Sprache.
Grundbuch (0327) Von Hans-Jürgen Demetz und Juan Manuel Puente, 204 S., mit über 200 Abb., kart. **DM 14,80**/S 119.–

Glossar Italienisch
(0329) Von Hans-Jürgen Demetz und Juan Manuel Puente, 74 S., kart. **DM 9,80**/S 79.–

In gleicher Ausstattung:
Glossar Spanisch (0330) **DM 9,80**/S 79.–

Glossar Serbokroatisch (0331) **DM 9,80**/S 79.–

Glossar Türkisch (0332) **DM 9,80**/S 79.–

Glossar Arabisch (0335) **DM 9,80**/S 79.–

Glossar Englisch (0336) **DM 9,80**/S 79.–

Glossar Französisch (0337) **DM 9,80**/S 79.–

Das Deutschbuch
Ein Sprachprogramm für Ausländer, Erwachsene und Jugendliche.
Autorenteam: Juan Manuel Puente, Hans-Jürgen Demetz, Sener Sargut, Marianne Spohner.

Grundbuch Jugendliche
(4915) Von Puente, Demetz, Sargut, Spohner, Hirschberger, Kersten, von Stolzenwaldt, 256 S., durchgehend zweifarbig, kart. **DM 19,80**/S 159.–

Grundbuch Erwachsene
(4901) Von Puente, Demetz, Sargut, Spohner, 292 S., durchgehend zweifarbig, kart. **DM 24,80**/S 198.–

Arbeitsheft
zu Grundbuch Erwachsene und Jugendliche. (4903) Von Puente, Demetz, Sargut, Spohner, 160 S., durchgehend zweifarbig, kart. **DM 16,80**/S 139.–

Aufbaukurs
(4902) Von Puente, Sargut, Spohner, 239 S., durchgehend zweifarbig, kart. **DM 22,80**/S 182.–

Lehrerhandbuch Grundbuch Erwachsene
(4904) 144 S., kart. **DM 14,80**/S 119.–

Lehrerhandbuch Grundbuch Jugendliche
(4929) 120 S., kart. **DM 14,80**/S 119.–

Lehrerhandbuch Aufbaukurs
(4930) 64 S., kart. **DM 9,80**/S 79.–

Glossare Erwachsene:

Türkisch
(4906) 100 S., kart. **DM 9,80**/S 79.–

Englisch
(4912) 100 S., kart. **DM 9,80**/S 79.–

Französisch
(4911) 104 S., kart. **DM 9,80**/S 79.–

Spanisch
(4909) 98 S., kart. **DM 9,80**/S 79.–

Italienisch
(4908) 100 S., kart. **DM 9,80**/S 79.–

Serbokroatisch
(4914) 100 S., kart. **DM 9,80**/S 79.–

Griechisch
(4907) 102 S., kart. **DM 9,80**/S 79.–

Portugiesisch
(4910) 100 S., kart. **DM 9,80**/S 79.–

Polnisch
(4913) 102 S., kart. **DM 9,80**/S 79.–

Arabisch
(4905) 100 S., kart. **DM 9,80**/S 79.–

Glossare Jugendliche:

Türkisch
(4927) 105 S., kart. **DM 9,80**/S 79.–

Italienisch
(4932) Von Alexandra Baumgartner, 100 S., kart. **DM 9,80**/S 79.–

Spanisch
(4933) Von Margerita Weidemann, 100 S., kart. **DM 9,80**/S 79.–

Serbokroatisch
(4934) Von Milan Vuckovic, 100 S., kart. **DM 9,80**/S 79.–

Griechisch
(4936) Von Dr. Georg Tzounakis, 112 S., kart. **DM 9,80**/S 79.–

Tonband Grundbuch Erwachsene
(4916) Ø 18 cm. **DM 125,–**/S 1.000.–

Tonband Grundbuch Jugendliche
(4917) Ø 18 cm. **DM 125,–**/S 1.000.–

Tonband Aufbaukurs
(4918) Ø 18 cm. **DM 125,–**/S 1.000.–

Tonband Arbeitsheft
(4919) Ø 18 cm. **DM 89,–**/S 712.–

Kassetten Grundbuch Erwachsene
(4920) 2 Stück à 90 Min. Laufzeit. **DM 39,–**/S 319.–

Kassetten Grundbuch Jugendliche
(4921) 2 Stück à 90 Min. Laufzeit. **DM 39,–**/S 319.–

Kassetten Aufbaukurs
(4922) 2 Stück à 90 Min. Laufzeit. **DM 39,–**/S 319.–

Kassette Arbeitsheft
(4923) 60 Min. Laufzeit. **DM 19,80**/S 159.–

Overheadfolie Grundbuch Erwachsene
(4924) 60 Stück. **DM 159,–**/S 1.270.–

Overheadfolien Grundbuch Jugendliche
(4925) 59 Stück. **DM 159,–**/S 1.270.–

Overheadfolien Aufbaukurs
(4931) 54 Stück **DM 159,–**/S 1.270.–

FALKEN VERLAG

Diapositive Grundbuch Erwachsene
(4926) 300 Stück. **DM 398,–** /S 3.184.–

Bildkarten
zum Grundbuch Jugendliche und Erwachsene. (4928) 200 Stück
DM 159,– /S 1.270.–

Arbeitshefte für ausländische Jugendliche in der Berufsvorbereitung
Fachsprache im projektorientierten/ fachübergreifenden Unterricht Metall 1
(4937) Von Sener Sargut, Marianne Spohner, 106 S., 30 Farbfotos, 100 Zeichnungen, kart.
DM 14,80 /S 119.–

Maschinenschreiben für Kinder.
(0274) Von Hanns Kaus, 48 S., farbige Abb., kart. **DM 5,80** /S 49.–

So lernt man leicht und schnell
Maschinenschreiben
Lehrbuch für Selbstunterricht und Kurse. (0568) Von Jean W. Wagner, 80 S., 31 s/w-Fotos, 36 Zeichnungen, Spiralbindung, kart. **DM 19,80** /S 159.–

Maschinenschreiben durch Selbstunterricht
(0170) Von A. Fonfara, 84 S., viele Abb., kartoniert. **DM 5,80** /S 49.–

Stenografie
– leicht gemacht im Kursus oder Selbstunterricht. (0266) Von Hanns Kaus, 64 S., kart. **DM 5,80** /S 49.–

Buchführung
leicht gefaßt. Ein Leitfaden für Handwerker und Gewerbetreibende. (0127) Von Richard Pohl, 104 S., kart.
DM 7,80 /S 69.–

Schülerlexikon der Mathematik
Formeln, Übungen und Begriffserklärungen für die Klassen 5–10. (0430) Von Robert Müller, 176 S., 96 Zeichnungen, kart.
DM 9,80 /S 79.–

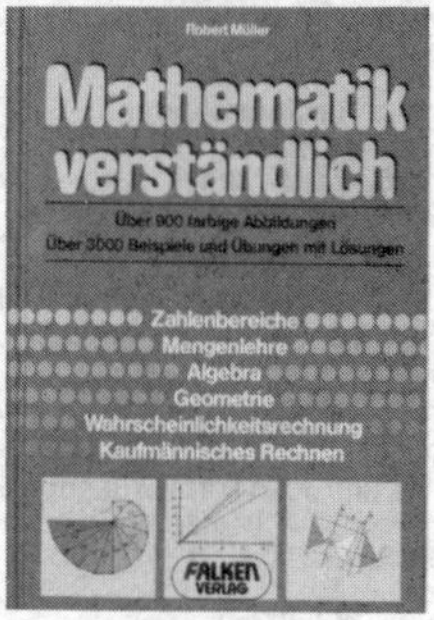

Mathematik verständlich
Zahlenbereiche Mengenlehre, Algebra, Geometrie, Wahrscheinlichkeitsrechnung, Kaufmännisches Rechnen. (4135) Von Robert Müller, 652 S., 10 s/w- und 109 Farbfotos, 802 farbige und 79 s/w-Zeichnungen, über 2500 Beispiele und Übungen mit Lösungen, Pappband.
DM 68,– /S 549.–

Mathematische Formeln für Schule und Beruf
Mit Beispielen und Erklärungen. (0499) Von Robert Müller, 156 S., 210 Zeichnungen, kart. **DM 9,80** /S 79.–

Rechnen aufgefrischt
für Schule und Beruf. (0100) Von Helmut Rausch, 144 S., kart. **DM 6,80** /S 59.–

Mehr Erfolg in Schule und Beruf
Besseres Deutsch
Mit Übungen und Beispielen für Rechtschreibung, Diktate, Zeichensetzung, Aufsätze, Grammatik, Literaturbetrachtung, Stil, Briefe, Fremdwörter, Reden. (4115) Von Kurt Schreiner, 444 S., 7 s/w-Fotos, 27 Zeichnungen, Pappband. **DM 29,80** /S 239.–

Richtiges Deutsch
Rechtschreibung · Zeichensetzung · Grammatik · Stilkunde. (0551) Von Kurt Schreiner, 128 S., kart.
DM 9,80 /S 79.–

Diktate besser schreiben
Übungen zur Rechtschreibung für die Klassen 4–8. (0469) Von Kurt Schreiner, 149 S., kart. **DM 9,80** /S 79.–

Aufsätze besser schreiben
Förderkurs für die Klassen 4–10. (0429) Von Kurt Schreiner, 144 S., 4 s/w-Fotos, 27 Zeichnungen, kart. **DM 9,80** /S 79.–

Deutsche Grammatik
Ein Lern- und Übungsbuch. (0704) Von Kurt Schreiner, 112 S., kart.,
DM 9,80 /S 79.–

Bestellschein

FALKEN VERLAG

Erfüllungsort und Gerichtsstand für Vollkaufleute ist der jeweilige Sitz der Lieferfirma. Für alle übrigen Kunden gilt dieser Gerichtsstand für das Mahnverfahren. Falls durch besondere Umstände Preisänderungen notwendig werden, erfolgt Auftragserledigung zu dem bei der Lieferung gültigen Preis.
Ich bestelle hiermit aus dem Falken-Verlag GmbH, Postfach 1120, D-6272 Niedernhausen/Ts., durch die Buchhandlung:

Ex.

Ex.

Ex.

Ex.

Ex.

Ex.

Name:

Straße: Ort:

Datum: Unterschrift:

FALKEN VERLAG

Für die Schweiz: sFr.-Preise gemäß Preisauszeichnung in der Buchhandlung